Wolf

PMDS –
Wege zu einem entspannten Zyklus

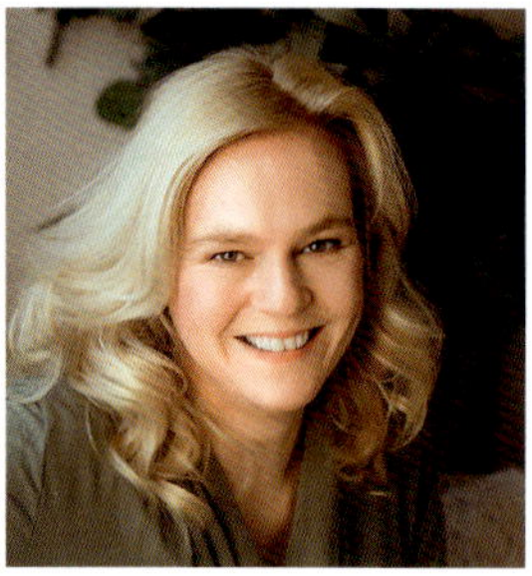

Dani Wolf ist Betroffene von PMDS, versucht aber stets, der Krankheit ein Schnippchen zu schlagen: Sie ist 2-fache Mutter, Ehefrau, Bloggerin und berufstätig. Natürlich wird auch sie immer wieder von der Erkrankung zurückgeworfen, aber sie möchte nicht aufgeben, sie schließt sich zusammen mit anderen Betroffenen und betreibt Aufklärung: Sie hat einen Verein zu PMDS sowie eine Selbsthilfegruppe gegründet und nun einen informativen Ratgeber geschrieben: Die öffentliche Aufmerksamkeit und Anerkennung für die Erkrankung, die Symptome und Einschränkungen, sind ihr sehr wichtig. Auch der Kontakt zu anderen Betroffenen trägt sie immer wieder durch schwierigere Phasen.

Dani Wolf

PMDS – Wege zu einem entspannten Zyklus

Therapie und Selbsthilfe bei extremen Stimmungsschwankungen und Schmerzen. Erfahrungen der PMS-Mentorin

TRIAS

Für alle, die von der PMDS und anderen hormonbasierten Krankheiten wie PMS, PCO oder Endometriose geprägt sind. Wir sind viele Menschen und wir haben Gesichter und Geschichten, die endlich erzählt werden müssen.

Ganz besonders widme ich dieses Buch Claudia, Marlies, Shiva, Barbara, Mel, Melike, Melanie, Nancy, Svenja, Filiz, Janine, Katharina, Christine, Sabine und allen anderen Frauen aus meiner Gruppe.

Hey, anderes Ich,

wieso tauchst du immer wieder auf?

Jeden Monat kommst du um die Ecke und bringst mich um den Verstand. Keine Regeln und keine Kontinuität – das ist dein Credo.

Das Leben einfach mal unendlich auf den Kopf stellen, und wofür?

Was hast du davon?

Es kommt mir vor, als würdest du nur darauf warten, jeden guten Gedanken, jedes Glücksgefühl und jeden nicht vorhandenen Schmerz im Keim ersticken zu wollen.

Das Schlimmste daran ist, dass ich weiß, dass du kommst und dennoch nichts gegen dich unternehmen kann. Meine aufsteigende Wut gilt dir, aber andere bekommen sie ab.

Ich will ruhig sein, bin aber wie ein Wirbelsturm, der alles mit sich reißt.

Ich frage dich nochmal:

Was willst du von mir? Warum ich? Was hast du davon?

Bekommt man das, was man verdient oder aushält? Ich will, dass du verschwindest. Nicht nur vorübergehend, sondern für immer!

Du kannst nichts außer Schaden anrichten, aber am Ende stehst nicht du da und hebst die Scherben auf. Das muss ich tun.

Ich bin zerrissen zwischen mir und dir.

Ich weiß nicht mehr, wer *du* bist und wer *ich* bin. Ich fühle mich, als ob ich vom Analysieren und Reflektieren irgendwann wie ein Luftballon zerplatze. Und dann?

Dann ist nichts mehr übrig.

Dann bist du weg, aber ich auch. Will ich das? Manchmal weiß ich es nicht mehr. Ein Leben mit dir ist kein wirklich lebenswertes Dasein, aber ein Leben ohne mich kann und will ich mir nicht vorstellen.

Da sind Menschen, die mich lieben, obwohl es dich gibt. Da sind Chancen, Wunder und Hoffnungen, die ich nicht kampflos aufgeben werde.

Du kannst immer wieder auftauchen, aber ich schwöre bei allem, was mir wichtig ist: Ich werde dich irgendwann besiegen – und ich werde es genau wie du machen: Ich komme auf leisen Sohlen und werde unbeobachtet zuschlagen!

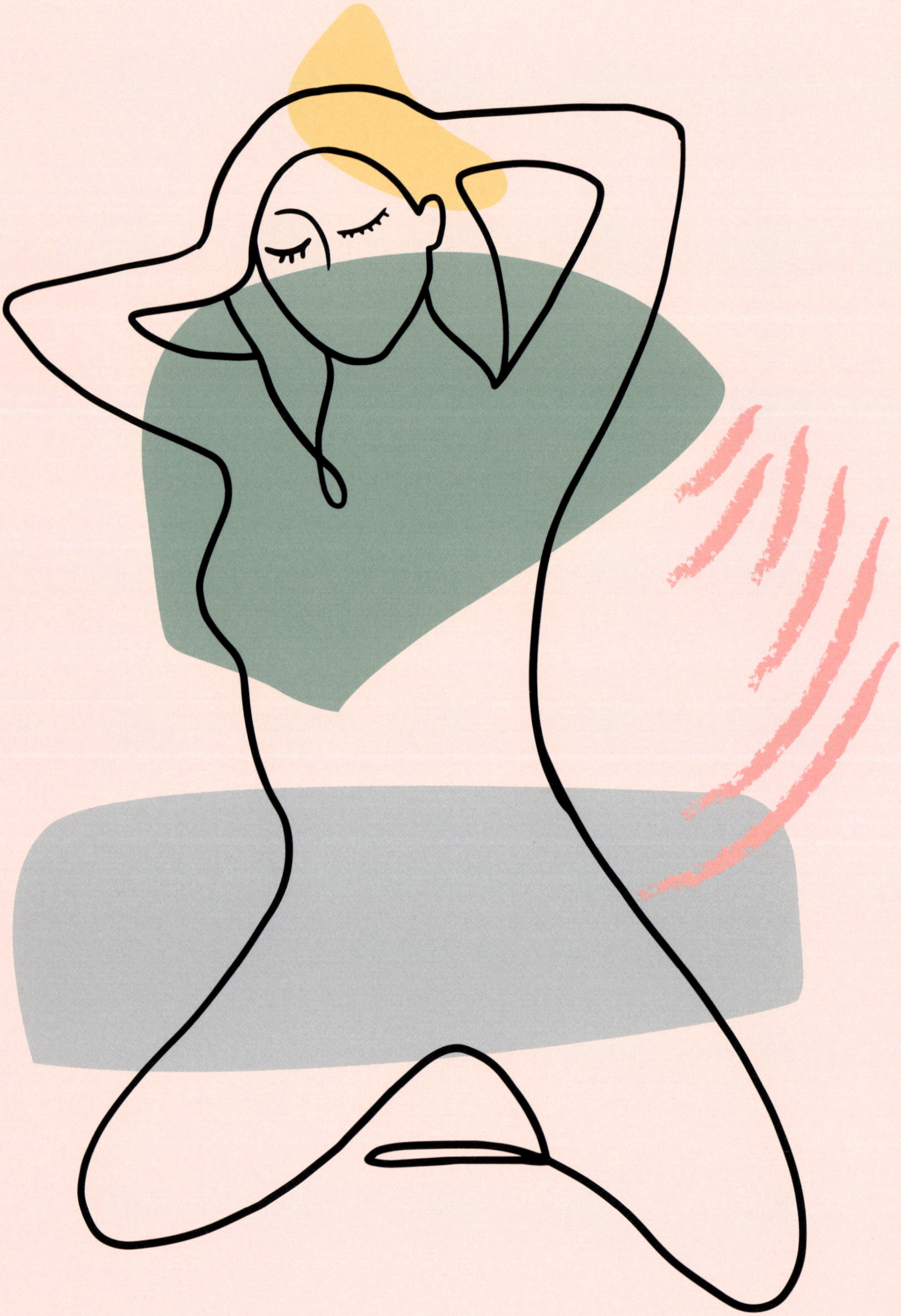

Periode und PMDS

Periode und PMDS hängen untrennbar zusammen. Aber was ist die PMDS genau? Wie erkennt man sie und was ist der Unterschied zum PMS?

Ich erinnere mich, als sei es gestern gewesen: meine erste Periode. Es war 1994 und ich war 11 Jahre alt. Ich kannte natürlich Binden und Tampons, aber wie man sie benutzt? Ich hatte keine Ahnung. Natürlich war der erste Tag meiner ersten Periode ausgerechnet der Schultag, an dem wir ins Freibad gingen. Meine beste Freundin kam und brachte Tampons mit. Ich spüre heute noch, welche Schmerzen sich bei dem Versuch in mir ausbreiteten, den Tampon einzuführen. Ich bekam ihn irgendwie in mich hinein, zog meinen Badeanzug an und ein langes, weißes T-Shirt. Wir fuhren mit dem Bus zum Freibad und jeder Huckel auf der Straße war ganz und gar nicht erregend, sondern furchteinflößend, denn es tat einfach sehr weh. Ich denke, viele von euch erinnern sich an diese Zeit gut zurück.

Da meine Periode ganze fünf Wochen blieb, lernte ich recht schnell, wie man Tampons richtig benutzt, ohne vor Schmerzen kaum laufen zu können. Niemand konnte es mir zeigen, aber ich merkte, dass ich, wenn ich den Mittel- oder Zeigefinger benutzte, den Tampon sanft in die Vagina schieben konnte, bis er bequem saß und nicht drückte. Erst heute weiß ich, wie wichtig eine richtige Aufklärung gewesen wäre und wie normal es war, dass wir nicht aufgeklärt wurden. Wir holten uns die Infos damals aus der Bravo mit dem berühmten Dr.-Sommer-Team und durch Gespräche mit unseren Freundinnen.

Ich lernte damals auch bereits die Antibabypille kennen. Denn dieses hormonelle Verhütungsmittel, das den Eisprung unterdrückt, wurde mir kurze Zeit später, also mit 11 Jahren, das erste Mal verschrieben. Heute kann ich nur mit dem Kopf schütteln, aber damals war es völlig normal, dass man die Pille verschrieben bekam, wenn der Zyklus nicht so war, wie er laut ärztlicher Vorstellung sein sollte. Denn ein gesunder Zyklus ist 28 Tage lang und verursacht keine weiteren gesundheitlichen Einschränkungen. Mein Zyklus war von Anfang an gestört und eine Antibabypille hätte das letzte Mittel sein sollen.

Die Ovulation, also der Eisprung, wird durch künstliches Östrogen und synthetisches Gestagen gehemmt. Diese Hormone werden natürlicherweise im Körper eines geschlechtsreifen Menschen produziert und regeln den Ablauf des Menstruationszyklus. Die Antibabypille verhindert eine Schwangerschaft und verändert den natürlichen Ablauf der Menstruation. Die Pille half mir damals zumindest dahingehend, nicht mehr »zu verbluten«. Denn so fühlten sich diese langen Wochen an. Ich glaubte immer, mein Körper verliere alles an Blut, was da ist. Auch hier bin ich heute schlauer, denn es sind doch sehr viel geringere Mengen an Blut, als ich dachte.

Aber es war nicht nur die Blutung. Ich war regelrecht krank. Ich fühlte mich wirklich sehr unpässlich und das als Kind, das ich damals eigentlich noch war. Die Menstruation macht wohl ein Kind zum geschlechtsreifen Menschen, aber wenn das zu solchen Problemen führt, dann hätte ich gern verzichtet. Vor allem hätte ich gern Menschen gehabt, die mir den Zyklus und alle wichtigen Themen, die dazugehören, erklären und Alternativen aufzeigen, damit ein Kind mit 11 Jahren eben nicht automatisch die Antibabypille nehmen muss.

Das alles ist jetzt fast 30 Jahre her, aber auch heute höre ich noch oft, dass die Antibabypille das Nonplusultra sei, obwohl wir inzwischen wissen, dass eine Einnahme zu schweren Nebenwirkungen wie Depressionen, Lungenembolie, Thrombose und vielem mehr führen kann. Also egal, ob du an PMS (prämenstruellem Syndrom), PMDS (prämenstrueller dysphorischer Störung) oder einfach an einem schmerzhaften Zyklus leidest, lass dich genau beraten, ob und welche Medikation geeignet ist. Ich bin inzwischen seit fast 15 Jahren hormonfrei und sehr dankbar dafür.

Wer bin ich?

Bevor ich mehr von mir und meinem Weg erzähle, stelle ich mich erst einmal richtig vor: Ich bin Dani, in den Endzügen der Dreißiger und schon jahrelang nicht mehr ich selbst. Vielleicht war ich das nie. Ich habe nur vage Erinnerungen an die Dani, die ich sein kann. Diejenige, die ich dauerhaft sein will.

Mein Leben ist von Traumata, chronischen Erkrankungen und vielen Aufs und Abs geprägt. Ich stehe hier mit diagnostizierter impulsiver Persönlichkeitsstörung, Depressionen, schwerer posttraumatischen Belastungsstörung, Hashimoto und dieser elendigen PMDS. Ich schreibe das hier so deutlich, weil ich mich nicht für mich und meine Erkrankungen schäme, und vor allem definieren sie mich nicht mehr. Es ist schwierig, mit solchen, teils schweren Erkrankungen ein »normales« Leben zu führen, und ich hatte oft sehr viel Mitleid für mich, obwohl eher Mitgefühl der richtige Weg ist. Mein Leben ist geprägt von diesen Erkrankungen, aber trotzdem ich bin doch noch so viel mehr als sie. Oder vielleicht bin ich auch durch sie die, die ich heute bin.

Allerdings fangen meist hier die zusätzlichen Probleme an, da die meisten Ärzte und Ärztinnen die PMDS mit einer ausschließlich psychischen Erkrankung verwechseln. Wenn man psychische Erkrankungen hat, wird alles darauf reduziert. Das macht es noch schwieriger, mit der Erkrankung PMDS die nötige Hilfe zu bekommen. Es ist aber auch für die Diagnostik schwer, da man genau abwägen muss, ob man an PMDS leidet oder aber andere Erkrankungen das Hauptaugenmerk verdienen. Als Mensch mit verschiedensten Erkrankungen, die noch immer gesellschaftlich tabuisiert werden, ist der Gang zur Ärztin oder zum Arzt immer schwer. In eine Schublade geschoben zu werden, führt oft zu Fehldiagnosen und Praxisbesuchen, die nie aufhören.

Marlies: Ich bin wie fremdgesteuert

Die erste Bekanntschaft habe ich mit PMDS gemacht, nachdem ich nach der Geburt meines Sohnes zum ersten Mal wieder meine Periode hatte. Dass meine extreme Aggressivität, Niedergeschlagenheit und Fremdbestimmtheit zyklusbedingt war, fiel mir zunächst nicht auf, da ich zuvor nie auf meinen Zyklus geachtet hatte. Ich schob es auf eine anhaltende Wochenbettdepression, die sich aber auch nach zahlreichen Besuchen bei meiner Psychologin nicht besserte.

Die Symptome zeigen sich bei mir ausschließlich psychisch. Ich bin wie fremdgesteuert und habe meine furchtbaren Gedanken und mein explosives Verhalten nicht im Griff. Mir ist bewusst, dass diese Person nicht ICH bin. Diese Person macht mir Angst, weshalb teilweise Panikattacken auftreten. Als ich anfing, ein Zyklustagebuch zur Verhütung zu führen, fiel mir auf, dass die Symptome etwa ab dem Eisprung auftreten und bis zum Einsetzen der Periode anhalten. In manchen Zyklen verschieben sich die Symptome, sind mal stärker, mal schwächer.

Mein Glück war, dass ich Dani kennenlernen durfte, die über Social Media damals von ihrer PMDS berichtete. Nach etwas Recherche war ich mir sicher, dass auch ich davon betroffen bin.

So wie Marlies geht es vielen Betroffenen. Und genau deshalb habe ich aufgeschrieben, was diese Erkrankung mit uns und unserem Umfeld macht und was uns helfen kann. Ich möchte euch auch zeigen, dass niemand damit allein sein muss.

Hey anderes Ich,

du bist schon da, aber noch ganz schwach. Wenn ich doch damals schon gewusst hätte, dass du irgendwann richtig zuschlägst, dann ... ja, was dann? Vielleicht hätte ich dich viel früher sehen und annehmen können? Oder hätte ich Freundschaften, Familie und soziale Kontakte halten können? Ich weiß es nicht.

Was ist die PMDS?

Vor fast 10 Jahren nannte ich die PMDS schlichtweg »Monster in meinem Gehirn«. Ich hatte keinen Namen für diese Vielzahl von Symptomen und Zuständen. Der Fachbegriff lautet aber prämenstruelle dysphorische Störung.

Ich kenne mich zwar – gezwungenermaßen – mit der PMDS inzwischen sehr gut aus, habe aber keine medizinische Fachausbildung. Deshalb ist dieses Buch auch kein Fachbuch, sondern meine persönliche Reise, ergänzt durch Experteninformationen.[1] Mir ist es wichtig, diese Erkrankung leicht verständlich und dennoch informativ darzustellen. Vor dem Hintergrund neuester Forschung und meinen persönlichen Erfahrungen möchte ich erklären, worum es bei der PMDS geht.

»Die prämenstruelle dysphorische Störung (PMDS) ist eine sich wiederholende, hormonbasierte Stimmungsstörung mit Symptomen, die in der prämenstruellen oder auch lutealen Phase des Menstruationszyklus auftreten und einige Tage nach der Menstruation meist abklingen. Obwohl PMDS direkt mit dem Menstruationszyklus verbunden ist, handelt es sich nicht um ein hormonelles Ungleichgewicht, wie immer wieder behauptet wird. PMDS ist eine schwere negative Reaktion des Gehirns auf den natürlichen Anstieg und Abfall der Sexualhormone Östrogen und Progesteron. Es handelt sich um eine vermutete Zellerkrankung im Gehirn. Die Symptome können sich im Laufe der Zeit und/oder um reproduktive Ereignisse, wie der ersten Menstruation, einer Schwangerschaft, Geburt, Fehlgeburt und Perimenopause, verschlimmern.«[2]

Der englische Begriff lautet Premenstrual dysphoric Disorder, abgekürzt PMDD. Weltweit ist diese Bezeichnung deutlich geläufiger als die Abkürzung PMDS, denn in Deutschland ist diese Erkrankung unsichtbar. Trotz der DSM-5-Klassifizierung im Jahr 2013 und der ICD-Klassifizierung GA 34.41 im Jahr 2019 weiß kaum eine Ärztin oder ein Arzt von dieser Erkrankung.[3] »Die prämenstruelle Dysphorie (PMDD) hat einen eigenen Klassifizierungscode erhalten und ist in der neuen Internationalen Klassifikation der Krankheiten der WHO, ICD-11, erstmals eindeutig als gynäkologische und nicht psychische Krankheit eingestuft. Dies ist für die zukünftige Diagnose, Behandlung und Erstattung unserer Leitindikation ein entscheidender Schritt nach vorne«, so CEO Peter Nordkild von Asarina.[4]

Bei einer PMDS kommen zu den körperlichen Beschwerden zwingend auch psychische Komponenten hinzu, weshalb sie sehr oft zum Beispiel mit klassischen Depressionen verwechselt wird. Sämtliche Experten und Studien belegen, dass in der zweiten Zyklushälfte Beschwerden aller Art auftreten. Diese Beschwerden sind vielfältig: Sie beginnen mit Brustspannen, Krämpfen und Migräne und enden sehr häufig in starken Stimmungsschwankungen. Diese Schwankungen können Depression, Aggression und auch Verwirrtheit sein. Man ist unkonzentriert, fast chronisch erschöpft und das über einen langen Zeitraum. Die Liste der Beschwerden ist sehr lang und kann jeden Monat anders sein. Mit Einsetzen der Menstruation hören die Symptome im besten Fall auf und die Person fühlt sich wieder komplett einsatzfähig.

PMS, PMDS oder PME?

Man geht davon aus, dass etwa 90 % der Menschen im gebärfähigen Alter mindestens ein PMS-Symptom haben. Es gibt aber in der Literatur ganz unterschiedliche Angaben dazu. PMS bedeutet »prämenstruelles Syndrom«. Die Symptome reichen ebenfalls von Brustspannen über Stimmungsschwankungen bis hin zu Migräne und Blähungen. Sie starten meist ebenfalls nach dem Eisprung und halten bis zum Beginn der Periode an. Viele Betroffene berichten aber eher von einer Dauer von fünf Tagen, an denen sie Beschwerden haben. Sie können von kaum bemerkbar bis sehr stark und einschränkend sein.

Die PMDS hingegen ist seltener und betrifft nur etwa 5–8 % der Menschen im gebärfähigen Alter. Sie ist die schwerste Form der PMS. Besonders hervorzuheben sind hier die verschiedenen starken, psychischen Probleme neben den sehr kräftezehrenden körperlichen Einschränkungen, die zu vorübergehender Arbeitsunfähigkeit führen können. Laut vieler Betroffener ist die PMDS zudem deutlich länger zu spüren als die PMS.

Die PMS wird im ICD-10 unter N94 zu den prämenstruellen Beschwerden zusammengefasst, während die PMDS im ICD-11 GA 34.41 inzwischen als eigenständige, nicht psychische Erkrankung aufgeführt wird.

Um genau zu wissen, ob eine PMS oder eine PMDS vorliegt, sollte ein genauer Zykluskalender (Seite 45) geführt und die ICD-Klassifizierung betrachtet werden. Es stellt sich recht schnell eine Tendenz heraus, mit der man Gewissheit bekommt und weiterarbeiten kann. Eine Diagnose ruft auch eine Art der Erleichterung hervor, da man weiß, woran man ist und nach vorn blicken kann, um etwas an der Situation zu ändern.

Im Dezember 2020 wurde die Erkrankung PME (prämenstruelle Exazerbation) erstmals beschrieben. PMDS und PME werden von einer internationalen Expertengruppe zu den »Core premenstrual Disorders« gezählt. Inzwischen gibt es auch erste Forschungen zu weiteren Subtypen der PMDS an der University of Illinois, Chicago. PME führt zu einer Verschlimmerung von Symptomen einer Vorerkrankung wie Depressionen, bipolare oder auch Angststörungen während der lutealen Phase. Alle Symptome können aber während des gesamten Zyklus auftreten. Deswegen ist eine Unterscheidung zur PMDS schwierig, da die Forschung zur PME noch jung ist. Es gibt auch keine Klassifizierung der Erkrankung, aber ich halte es für sehr wichtig, die PME genauer zu betrachten.[5]

Wie erkennt man die PMDS?

Wir spüren, dass etwas ganz und gar nicht stimmt, aber wir können es nicht richtig greifen. Wir haben keine Tools, um herauszufinden, was uns eigentlich fehlt. Zum Glück gibt es für anerkannte Erkrankungen über die Jahre zusammengetragene Leitindikatoren, die eine Diagnose einfacher machen können.

SYMPTOME, DIE EINDEUTIG AUF EINE PMDS HINWEISEN:

- Stimmungsänderungen, zum Beispiel Stimmungsschwankungen, plötzliche Empfindlichkeit oder Tränen
- Reizbarkeit, Wut, verstärkte zwischenmenschliche Konflikte
- Niedergeschlagenheit, Hoffnungslosigkeit, Wertlosigkeit, Schuldgefühle
- Angst, Anspannung oder das Gefühl, aufgedreht oder nervös zu sein
- vermindertes Interesse an gemeinsamen Aktivitäten, zum Beispiel Arbeit, Schule, Freunde, Hobbys
- Schwierigkeiten, sich zu konzentrieren oder zu denken; Hirnnebel
- Müdigkeit oder Energiemangel
- Appetitveränderungen, Heißhunger oder Essattacken
- Hypersomnie (übermäßige Schläfrigkeit) oder Insomnia-Schlaflosigkeit (Probleme beim Ein- oder Durchschlafen)
- Überforderung oder sich außer Kontrolle fühlen
- körperliche Symptome wie Brustspannen oder -schwellung, Gelenk- oder Muskelschmerzen, Blähungen oder Gewichtszunahme, Wassereinlagerungen

Fünf der angegebenen Symptome plus ein emotionales Symptom als Kernsymptom in zwei bis drei aufeinanderfolgenden Zyklen diagnostiziert die PMDS offiziell.

Es gibt aber auch Betroffene, die diese Symptome nicht alle haben, sondern nur Teile davon oder nicht an allen Tagen. Diese Erkrankung ist so individuell wie die Menschen, die sie erleben.[6]

Das sind die theoretischen Vorabinformationen, die kurz und knapp sagen, was diese Erkrankung offiziell ist, aber dazu gehört viel mehr. Dazu gehört das echte Leben mit dieser Krankheit. Dazu gehören wir. Offiziell leiden 5–8 % der gebärfähigen Menschen darunter.

Ich bin eine davon und möchte euch von mir, meinem Leben mit dieser Krankheit und dem Leben vieler anderer Betroffener erzählen. Ich möchte für das Thema sensibilisieren und es sichtbarer machen, denn viele Menschen leiden an PMDS, ohne zu wissen, was mit ihnen los ist. Sie glauben, sie leiden an psychischen Erkrankungen, und ihnen fehlt professionelle Hilfe. Ich möchte auch Mut machen, das Tabu zu brechen, dass wir eben nicht »nur unsere Tage« haben und der Fokus auf solche Erkrankungen nicht ausreichend ist.

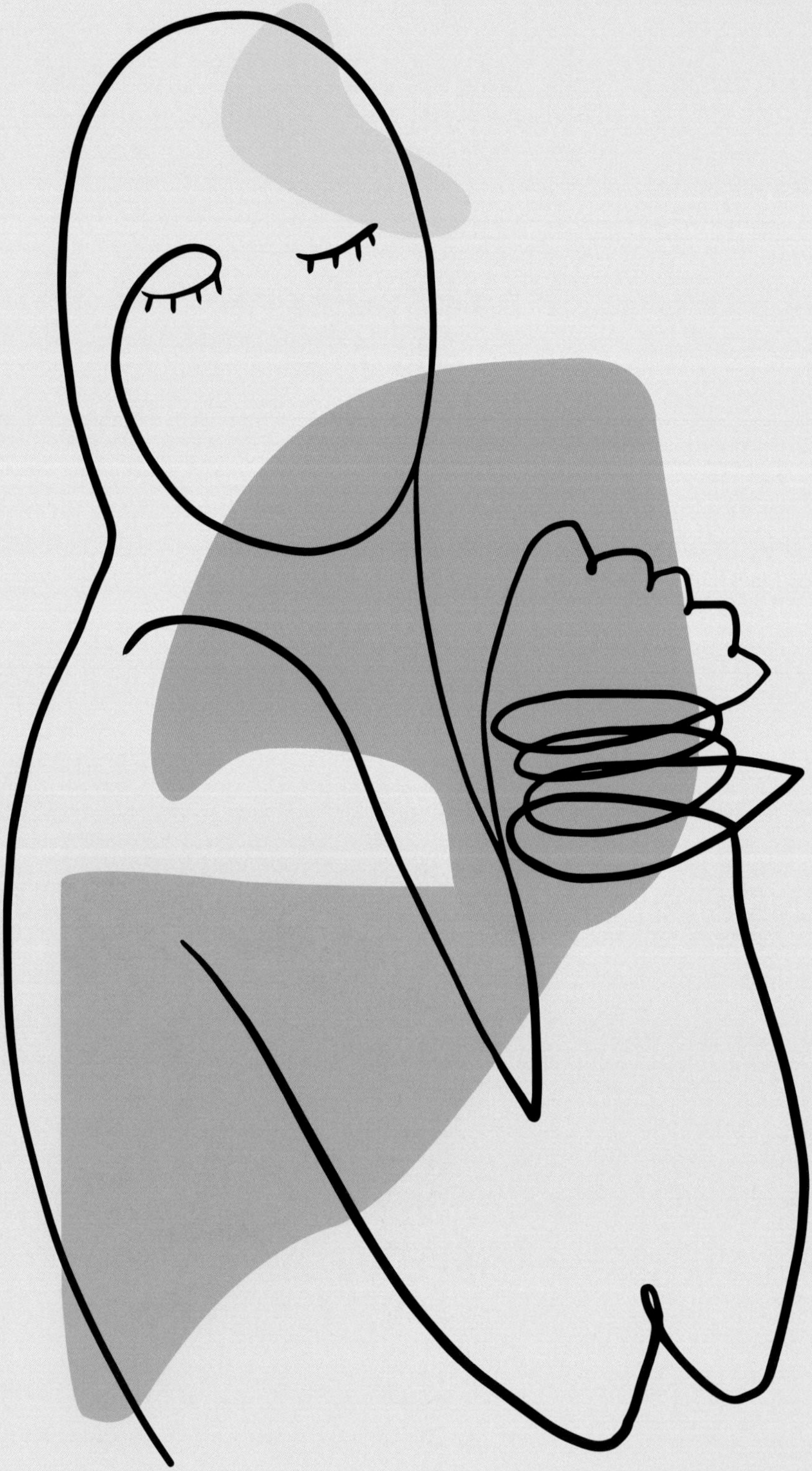

Meine PMDS-Reise beginnt

Antibabypille, Kinderwunsch, Schwangerschaft und Wochenbettdepression – mein wahres Ich verschwindet immer mehr. Werde ich es jemals wiederfinden?

Wie platt das klingt; aber es ist eine Reise. Eine One-Way-Reise, denn ohne dieser Geschichte die ganze Spannung nehmen zu wollen, kann ich schon verraten, dass es keine Heilung vor den späten Wechseljahren geben wird.

In der Literatur zu diesem Thema ist zwar die Ansicht weit verbreitet, dass man die PMDS verschwinden lassen und sehr viel tun kann, um schwache oder keine Symptome mehr zu haben. Aber die jahrelange eigene Erfahrung und die Gespräche mit Betroffenen zeigen ein völlig anderes Bild. Ich finde es sehr fahrlässig, dass Ärztinnen und Ärzte der verschiedensten Bereiche diese Hoffnungen machen und Therapien versprechen, die nur selten und kurzfristig eine Lösung bringen. Es gibt auch in Deutschland immer noch viele Stimmen, die sogar behaupten, die PMDS existiere gar nicht. Linderung und eine verbesserte Lebensqualität kann man mit viel Arbeit, Akzeptanz, Durchhaltevermögen und Flexibilität erreichen, aber keineswegs eine Heilung.

Ich kenne bis heute keinen Menschen, der mir von dauerhafter Genesung berichtet hat. Davon sind wir gefühlt Lichtjahre entfernt. Aber wir sind viele und wir wollen diesem Monster und unserem anderen Ich ein Gesicht geben.

Hormon-Brust-Uterus-Gesundheit

Die Problematik beginnt bereits bei der Suche nach Hilfe. Begriffe wie »Frauengesundheit« oder »Frauenheilkunde« schließen viele Menschen aus, denn auch Trans-Männer, non-binäre oder auch Intersex-Menschen, die eine Gebärmutter haben, können schwanger werden oder an PMS oder PMDS leiden. Ich sprach mit Menschen verschiedenen Geschlechts genau darüber, der Begriff »Hormon-Brust-Uterus-Gesundheit« entwickelte sich und wird als inklusiv bezeichnet.

Offiziell ist diese Bezeichnung leider nicht und auch die nicht enden wollende Gender-Debatte macht es vielen Menschen sehr schwer. Ärzte heißen immer noch »Frauenärzte« und der Begriff »Frauenheilkunde« ist so präsent wie eh und je. Die Hormon-Brust-Uterus-Gesundheit wird vernachlässigt. Viele Geschlechter werden ausgeschlossen, übergangen und im Stich gelassen. Wir wurden körperlich mit der Gabe und dem Fluch, schwanger werden zu können, gesegnet, aber welchen Einfluss das auf unser Leben haben kann und wie politisch und gesellschaftskritisch das Ganze auch ist, das sagte uns niemand.

Es ist aber nicht beschämend, peinlich oder ekelhaft, über die Menstruation, PMS, PMDS, PME, PCO oder Endometriose zu sprechen. Es darf nicht unmöglich sein, zum Beispiel als Trans-Mann mit Symptomen oder Problemen einen Arzt oder eine Ärztin zu finden, die das ernst nimmt. Wir haben nicht einfach »unsere Tage« und sind deshalb unpässlich. Wir dürfen nicht auf unsere Hormone oder unser Geschlecht reduziert werden, aber wir dürfen auch nicht völlig alleingelassen werden mit unseren schweren Problemen, die im schlimmsten Fall unser und das Leben unserer Lieben zerstören. Denn Menschen, die an PMDS leiden, haben ein nachgewiesen erhöhtes Risiko für Suizid oder suizidales Verhalten. Auch der Umgang mit uns bei verschiedenen Ärztinnen und Ärzten ist oftmals beschämend und ernüchternd, wie auch Alex als non-binäre Person feststellen musste.

Alex: Ich fühle mich nicht ernst genommen

Ich hatte keine Schwierigkeiten, eine mich behandelnde Person zu finden, weil ich immer die erstbeste genommen habe. Es war mir komplett egal, die Untersuchungen waren immer schlimm für mich. Dass ich non-binär bin, weiß ich der Form halber noch nicht so lange, fühlte mich aber unwohl, egal welches Geschlecht die behandelnde Person hatte.

Ich wurde auch nie vernünftig aufgeklärt, was da passiert, es wurde einfach vorausgesetzt, dass ich das schon alles weiß. Ich bin auch nur sehr selten deswegen zur behandelnden Person gegangen. Es hieß immer nur: »Bringen Sie ein Handtuch mit.« Ich hasste diesen Stuhl. Ich hasste, wie sie mir weh taten und dann sagten: »Das ist ja nicht so schlimm.« Da fand eine völlig intime Aktion statt und die behandelnde Person bewertete das so, als wäre es ganz normal. Es hieß immer: »Ist ja nicht so schlimm.« Für mich war es aber grauenhaft.

Einmal hatte ich Gebärmutterhalskrebs und mir wurde viel Angst gemacht, sodass ich über die Behandlung nicht selbst entscheiden konnte, ich musste operiert werden. Dabei war es nur Pap II und nicht Pap III oder höher. Nach der OP hatte ich auch noch eine Nachblutung und sehr viel Angst.

Seit dieser unnötigen OP geht es mir nur noch schlecht. Durch ärztliche Hilfe wurde festgestellt, dass ich Hashimoto bekommen hatte, wirklich geholfen wurde mir aber damit nicht. Ich fühle mich grundsätzlich mit meinen Ängsten und Unsicherheiten nicht ernst genommen. Ständig werde ich belächelt, wenn ich etwas habe, und mir wird gesagt: »Das ist nun mal so, dass man Schmerzen hat.« Ich wünsche mir, dass non-binären Personen wie mir der Zugang zu vielen Dingen nicht mehr so schwer gemacht wird.

Es gibt nicht nur Männer und Frauen und die Reise durch verschiedene Praxen ist schon aufwühlend und schwer genug, egal mit welcher Erkrankung. Allein der Griff zum Telefon, um einen Termin auszumachen, kann eine Tagesaufgabe sein, die mit Ängsten beladen ist. Es gibt nicht nur Schwarz und Weiß. Menschen sind Individuen mit den unterschiedlichsten Rucksäcken auf dem Rücken. Wenn dann Menschen anderen Geschlechts oder marginalisierte Personengruppen gesellschaftlich zusätzlich unsichtbar gehalten werden, kann dies in einer Tortur enden, die für mich und viele Betroffene nicht tragbar ist. Hier werden Barrieren geschaffen, die es teilweise unmöglich machen, sich überhaupt Hilfe zu holen.

Wie alles begann

Meine hormonelle Gesundheit war fast 20 Jahre lang von der Antibabypille geprägt. Was hormonelle Erkrankungen sind, wusste ich nicht. Ich wurde nie wirklich aufgeklärt und auch mein Körpergefühl war nicht so, dass ich genau sagen konnte, welchen Zyklustag ich gerade erlebte oder was ein Eisprung ist.

Viele Gespräche haben mir gezeigt, dass es mehr Menschen so geht, als ich dachte. Die hormonellen Probleme starten sehr früh und eine Aufklärung seitens der Familie findet häufig nicht statt. Heute weiß ich, dass gerade junge Menschen Platz und Raum für die Erkundung ihres Körpers und ihrer sexuellen Entwicklung brauchen: Was passiert im Körper und wie heißen die betreffenden Körperteile? Wie entstehen Kinder und was sind Geschlechtskrankheiten? Viele Antworten auf solche und ähnliche Fragen habe ich damals über Zeitschriften und Gespräche bekommen. Erst als Erwachsene erfuhr ich, dass es innere (zum Beispiel Gebärmutter, Eileiter, Eierstöcke) und äußere (zusammengefasst Vulva) Geschlechtsorgane gibt. Als Mutter zweier Kinder möchte ich das auf jeden Fall anders machen und den Kindern alles, was notwendig und wichtig ist, mit auf den Weg geben.

Als Teenie wusste ich auf den Tag genau, wann meine Periode einsetzen würde, aber nur wegen der Pilleneinnahme, der Gereiztheit sowie der körperlichen Beschwerden, nicht durch echtes Wissen, was in meinem Körper vorgeht. Es war Normalität. Es war bei allen so und darüber wurde fast nicht gesprochen. Ich empfand mich mein Leben lang immer als anders, aber das hatte viele Gründe und ich wäre nicht darauf gekommen, dass dabei meine Hormone und mein Gehirn eine so wichtige Rolle spielen. Würden junge Erwachsene von Anfang an professionell und gut betreut, könnten viele Leidenswege verkürzt werden. Vertrauen und Wissen in und über den eigenen Körper sind essenziell für ein selbstbewusstes und selbstbestimmtes Aufwachsen. Die Verantwortung hierbei darf nicht nur bei den Eltern liegen, sondern auch in Bildungseinrichtungen und vor allem bei Fachleuten. Die Pille und ein 5-Minuten-Gespräch darf nicht die Standardvorgehensweise für Menschen mit Uterus sein, die Probleme mit ihrer Menstruation haben.

Ich verspürte die Anzeichen, dass hormonell etwas nicht stimmte, jeden Monat und zum Beispiel auch, wenn ich für den Urlaub meine Periode verschieben wollte. Das wollte ich, weil ich mir keine Gedanken um die Monatshygiene machen wollte. Ich wollte im Urlaub Spaß haben und nicht durch die Menstruation zusätzlich eingeschränkt sein. Ich weiß, dass es Menschen gibt, die keinerlei Beschwerden während ihrer Menstruation haben, aber bei mir war das nicht so. Wenn man einen regelmäßigen Zyklus hat, und den hatte ich einige Jahre durch die Pille, kann man genau sagen, wann die Menstruation einsetzt. Auch damals gab es schon kreditkartengroße Zykluskalender, die ich in meinem Portemonnaie hatte und bei den Terminen in den Praxen vorzeigte. Durch diese Genauigkeit kann man ohne siebentägige Pillenpause die Menstruation verschieben.

Ich empfand mich als clever, bemerkte aber, dass bestimmte Symptome dennoch da waren. Heute gibt es dafür sogenannte Gestagenpillen, die kein Östrogen enthalten und während des kompletten Zyklus zu nehmen sind. Teilweise erfolgreich ist die Behandlung mit den Pillen Yaz und Slinda. Bei der normalen Antibabypille wird im Gegensatz zur Gestagenpille der Eisprung nicht verhindert, sondern nur gehemmt. Der Hormonhaushalt wird völlig durcheinandergebracht, wenn man die Antibabypille dann ohne Pause durchnimmt.

Das Monster klopfte natürlich trotzdem an. Heute weiß ich so viel darüber, aber damals dachte ich nicht so weit und wollte Urlaube verbringen, ohne an Tampons und Krämpfe zu denken. Ich war naiv, unwissend und jung. Genau da sollten Ärztinnen und Ärzte aber schon ansetzen. Das Gespräch mit ihnen über Hormone sollte bereichernd und vertrauensvoll sein. Wir sollten uns gut aufgehoben fühlen und über alles sprechen dürfen, ohne nach 10 Minuten mit einem Rezept für die Antibabypille weggeschickt zu werden. Auch Eltern sollten, so gut es möglich ist, ihre Kinder vorbereiten, liebevoll begleiten und unterstützen.

Jugendliche dürfen laut Gesetz ab dem 14. Lebensjahr sexuellen Kontakt zu anderen jungen Menschen unter 18 haben. Hier ist eine gute und vertrauensvolle Beziehung zu den Bezugspersonen unglaublich wichtig, um beim Thema Verhütung vorbereitet zu sein. Die Antibabypille sollte nie die einzige Wahl sein, die der Person dann angeboten wird. Hier fehlt es an Aufklärung zu Risiken und Nebenwirkungen.

Ich mache Ärzten und Ärztinnen keinen grundsätzlichen Vorwurf, denn das Problem beginnt schon im Studium und besteht weiter bei Forschungen und in der Praxis. Medizin sollte sich genauso an neue Erkenntnisse anpassen wie Patientinnen und Patienten dies tun müssen. Wir vertrauen Ärztinnen und Ärzten und ihrem Wissen, aber meine Erfahrung und auch Gespräche mit Gynäkologinnen zeigen oftmals ein sehr einseitiges, nicht ganzheitliches Denken in diesem Bereich.

Kinderwunsch

Bei mir kam recht früh ein Kinderwunsch auf. Es war immer mein Traum, mit 25 Mutter zu werden. Wieso das so war, kann ich gar nicht sagen, aber ich träumte von einem Prinzen auf einem Ross, mit dem ich für immer zusammenlebe und zwei Kinder habe. Ich habe das typische Klischee erfüllt, das ich heute als Erwachsene größtenteils verteufele.

Um schwanger zu werden, darf man natürlich nicht verhüten. Ich entschied mich also mit zarten 23 Jahren, die Pille dauerhaft abzusetzen, und das Leben zeigte mir richtig den Stinkefinger. Niemand sagte mir, was nun in meinem Körper passieren würde. Meine Periode kam gar nicht mehr und meine Beschwerden waren vielfältig. So schön es klingt, die Menstruation nicht mehr zu haben, so beängstigend war dies aber auch für mich. Mein Körper rebellierte. Ich bekam starke Akne, ich bekam Wassereinlagerungen und die psychischen Beschwerden nahmen zu. Konflikte aller Art waren jeden Monat mein Begleiter. Freundschaften und Liebesbeziehungen gingen auseinander. Ich kannte mich überhaupt nicht mehr wieder, kam jedoch nicht auf die Idee, dass es ausschließlich am Zyklus liegen könnte. In den Zwanzigern verändert man sich auch unabhängig von Erkrankungen und hinterfragt Dinge.

Ich wurde nicht schwanger und verstand meinen Körper absolut nicht. Natürlich wusste ich, dass es Zeit braucht, bis der Einfluss der Antibabypille nachlässt. Aber bei mir vergingen Jahre in diesem Zustand, der sich auch auf mein komplettes Leben auswirkte. Ich gab Hunderte Euros für Schwangerschafts- und Ovulationstests aus und fragte mich: Sollte das so einfach sein? Auch hier merkte ich wieder, wie unwissend ich war und wie wenig Wissen Ärztinnen und Ärzte mir vermittelten.

Irgendwann suchte ich dann doch meinen Frauenarzt auf. Ich war 29 Jahre alt und mehr als willig, etwas zu ändern. Ich hatte den richtigen Mann an meiner Seite und war bereit für ein Kind, dachte ich zumindest. Mein Arzt stellte fest, dass meine Follikel nicht ausreichend wuchsen. Das sorgte dafür, dass ich keinen Eisprung hatte und deshalb auch meine Menstruation ausblieb. Ich hatte viele Follikel, aber der Ultraschall zu unterschiedlichen Zeitpunkten meines Zyklus ergab, dass sie nicht weiterreiften. Per Ultraschall wurden die Follikel in regelmäßigen Abständen untersucht. Wenn sie eine bestimmte Größe erreicht haben, kann man über die sogenannte Eisprung-Spritze (Clomifen, ein Hormonpräparat) den Tag des Eisprungs genau herbeirufen. Bei mir wirkte Clomifen tatsächlich sofort. Ich wurde beim ersten Versuch schwanger und konnte die Schwangerschaft mit einem zauberhaften Kind beenden.

Wenn Hormone die Schwangerschaft verhindern

Wer an PMS, PCO oder PMDS leidet, muss nicht automatisch auf Kinder verzichten. Es gibt keinerlei Studien, die belegen, dass Betroffene aufgrund der Erkrankung nicht schwanger werden können. Jedoch kann der oftmals auftretende Progesteron-Mangel Schwierigkeiten bereiten. Progesteron ist ein im Körper natürlich vorkommendes Sexualhormon, auch Gelbkörperhormon genannt. Progesteron wird auch als Schwangerschaftshormon bezeichnet, da es in der zweiten Zyklushälfte die Gebärmutterschleimhaut auf die mögliche Einnistung einer befruchteten Eizelle vorbereitet und dann auch dafür sorgt, dass die Eizelle reifen kann. Besteht also ein Mangel an diesem Hormon, kann das dazu führen, dass man auf »natürlichem« Weg nicht schwanger werden kann. Aber auch eine unzureichende Östrogenproduktion kann eine Schwangerschaft verhindern.

Besteht ein Kinderwunsch, solltest du nach einer gewissen Zeit des Abwartens eine Endokrinologin oder einen Endokrinologen aufsuchen und alle nötigen Hormone testen lassen, um eine geeignete Behandlung zu beginnen. Ich weiß, wie schwer es ist, einen Endokrinologen oder eine Endokrinologin zu finden. Sie sind rar und Termine sind schwer zu bekommen. Der Gang in eine Praxis für Hormone bringt aber leider oft nicht viel, wenn man bereits Schwierigkeiten mit dem eigenen Zyklus hat. Am Ende bleibt dann eine Kinderwunschklinik.

Schwangerschaft

Es wird davon ausgegangen, dass die PMDS-Symptome kurz nach Einsetzen der Menstruation oder auch während der Schwangerschaft verschwinden. In meinem Fall startete die PMDS in der Schwangerschaft richtig durch. Vermutlich wurde mein Hormonhaushalt so auf den Kopf gestellt, dass mir all die vermeintlich neuen Symptome so erst richtig bewusst wurden. Sie waren aber schon jahrelang da, nur habe ich sie nicht richtig zuordnen können.

So steht das auch leider nicht im offiziellen PMDS-Leitfaden. Theorien sind toll, die Wahrheit ist schlimmer. Ich war wie ausgewechselt. Ich benutzte Schimpfwörter, obwohl ich das vorher nie gemacht hatte. Ich war vulgär, ein brodelnder Vulkan und gleichzeitig füllte ich ganze Ozeane mit meinen Tränen. »Das ist normal«, sagen vielleicht jetzt einige, wenn sie an ihre Schwangerschaften denken. Aber ich spürte meinen Körper viel genauer und wusste: Da stimmt etwas ganz gewaltig nicht. Leider sollte ich Recht behalten. Ich war wie im falschen Film und das, obwohl die Schwangerschaft doch das Schönste auf der Welt sein sollte. Nein!

Heute weiß man, dass eine Schwangerschaft die PMDS hervorrufen kann. Dies liegt an den Veränderungen im Gehirn, die durch die verschiedenen Sexualhormone entstehen. Viele Betroffene starten mit ihren Recherchen nach ihrer Schwangerschaft. Sie spüren, dass etwas anders ist.

Nach der Geburt

In dem Moment, als ich dachte, es kann nicht noch herausfordernder werden, rieb sich die PMDS die Hände und machte mein Leben nach der Geburt zum Alptraum. Ich kämpfte mit einer Wochenbettdepression. Darunter versteht man Anzeichen einer Depression in den ersten zwölf Monaten nach einer Geburt. Sie wird auch als postpartale oder postnatale Depression bezeichnet. Nach gut 14 Monaten war ich an dem Punkt, dass ich ärztlichen Beistand suchte.

Diese Zeit werde ich nie vergessen. Mein wunderbares Kind machte mich unglaublich glücklich, aber ich war trotzdem ein ganz anderer Mensch. Und vor allem holte ich mir damals zu spät Hilfe. Ich wollte nicht schon wieder zu Ärztinnen oder Ärzten gehen und erklären, was in mir los war. Mein Mann aber half mir, da er am meisten mit mir zusammen unter dieser Situation litt und sah, dass ich nicht mal ansatzweise ich selbst war.

Eine meiner Stärken ist schon immer, dass ich sehr gut recherchieren kann. Ich klickte mich durch das Internet, las ausländische Literatur, machte mir Notizen und wusste, woran ich leide. Ich bereitete mich also gut auf den Arzttermin vor und nahm die dennoch wenigen Informationen, die ich über die PMDS in Erfahrung bringen konnte, mit; ich diagnostizierte mir sozusagen selbst PMDS. Neben meinen Recherchen studierte ich meine Zyklen, schrieb alles nieder und wusste: Es muss die PMDS sein.

Mein Mann begleitete mich zu meinem Arzt und wir erklärten und zeigten ihm alles. Er erzählte uns von einem Ärztekongress, auf dem er dieses Wort gehört hatte. Allerdings hatte er sonst keine Informationen dazu und gab das auch ganz offen zu. Er versprach mir aber, die betreffende Kollegin anzurufen und sich wieder zu melden.

Nach einer Weile meldete er sich, erklärte mir ein wenig und stellte mir ein Rezept aus. Ich bekam Citalopram, eines der ältesten Antidepressiva. Dasselbe Medikament verschrieb mir auch der Psychiater, bei dem ich schon lange regelmäßig in Behandlung war. Ich wehrte mich jahrelang gegen solche Medikamente, da ich nicht der Meinung war, dass ich so etwas brauchte. Vielleicht wollte ich mir auch nicht eingestehen, dass ich es nicht selbst schaffen konnte und krank war. Ich versuchte viel über Vitamine, gesunde Ernährung und Gesprächstherapie.

An dem Punkt, an dem ich nun war, musste ich einsehen, dass ich andere Wege gehen musste. Denn auch wenn ich mich mit der PMDS schon eine Weile beschäftigte, gab es im Jahr 2013 noch keine richtige Therapie und es wurde wenn überhaupt, alles über Antidepressiva oder die Antibabypille versucht. Ich verteufele diese Behandlung nicht, aber ich kritisiere deutlich die Beweggründe. Durch die ursprüngliche Klassifizierung als psychische Erkrankung glauben viele Fachleute, dass ein Antidepressivum die Antwort auf alle Fragen ist. Die PMDS ist aber eine biologische Erkrankung und der betroffene Mensch, der bereits verzweifelt ist, versucht es entweder zu lange allein, um kein Medikament einnehmen zu müssen, oder nimmt aus Verzweiflung das erstbeste. Beides kann Symptome aber deutlich verschlimmern und Ängste verstärken.

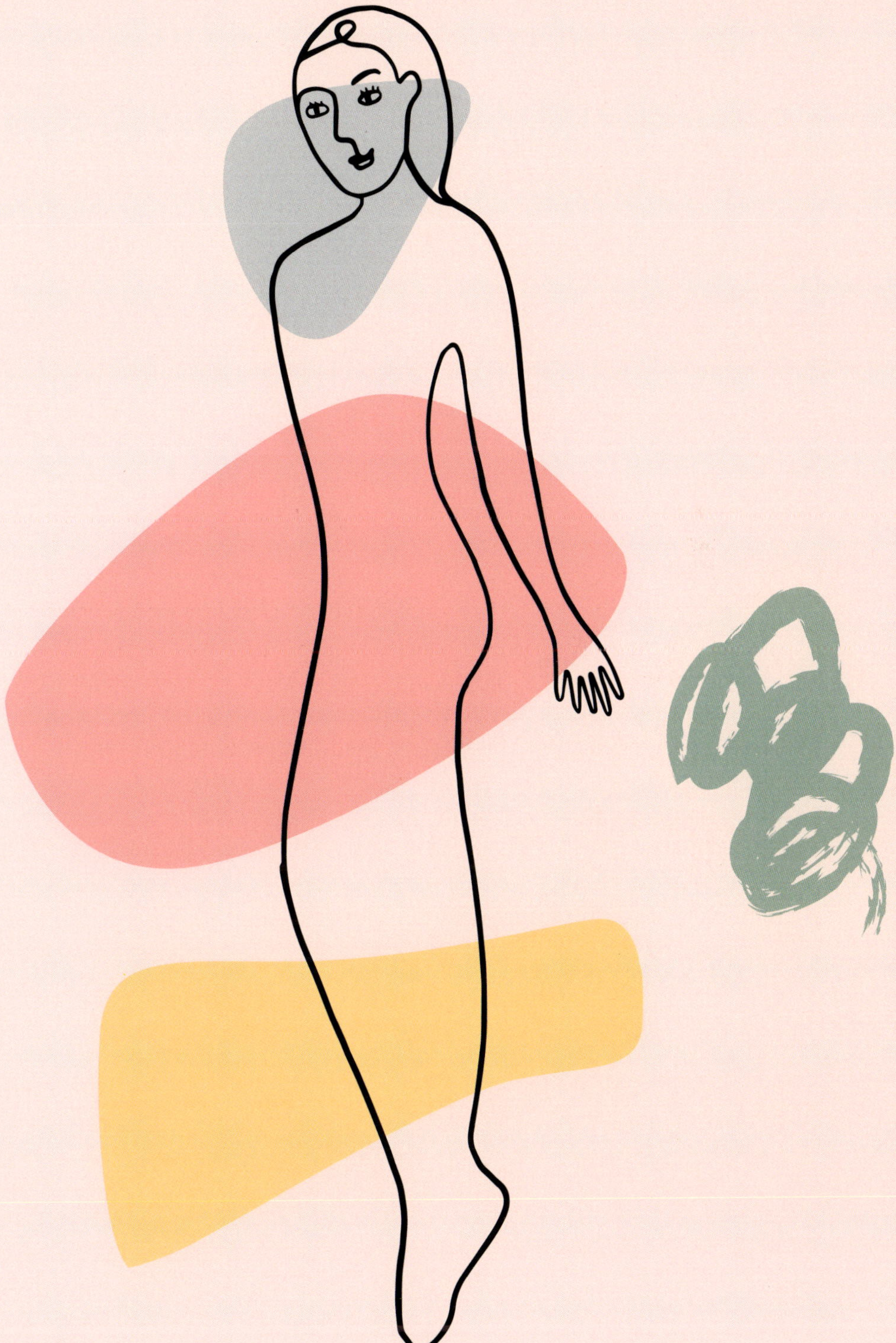

Meine Behandlungs-Odyssee

Medikamente, Vitamine und Nahrungsergänzungsmittel, viele verschiedene Ärzte und Ärztinnen und immer wieder die Hoffnung, dass ich die PMDS besiegen kann, dass sie einfach verschwindet.

Ich war schon immer ein sehr vorsichtiger und auch ängstlicher Mensch und fing sehr zögerlich mit der Citalopram-Behandlung an. Innerlich rebellierte ich gegen die Medikamente. Ich hatte viele Nebenwirkungen wie Schwindel, Durchfall und Kopfschmerzen, aber ich nahm es weiter. Die Nebenwirkungen besserten sich mit der Zeit. Die Aggressionen, die bei mir eines der Hauptsymptome waren, wurden sogar etwas weniger und etwas weniger heftig. Ich steigerte stetig die Dosis, wie mit den Ärzten vereinbart. Wir waren sehr zuversichtlich, denn natürlich griff ich nach jedem Strohhalm und hatte Hoffnung.

Die Besserung kam, aber eine Heilung gab es nicht. Die leichte Besserung konnte nicht gegen die schlimmen Nebenwirkungen wie Schwindel, Übelkeit und Magen-Darm-Erkrankungen gewinnen. Meine Lebensqualität wurde dadurch immens schlechter. Es war eindeutig nicht das richtige Präparat und meine Hoffnung zerplatzte. Wir entschieden gemeinsam mit dem Arzt, das Präparat schleichend abzusetzen.

Zurück auf Null

Neue Lösungsansätze mussten her und ich entschied mich für Agnus Castus, auch Mönchspfeffer genannt, sowie die Vitamine B_6 und B_{12}. Dies gehört bis heute zum Standardprozedere, wenn man mit Zyklusstörungen zum Arzt geht.

Vitamine

Bei Vitaminen ist es wichtig, Präparate zu nehmen, die eine ausreichende Konzentration haben und wenig bis keine Füllstoffe enthalten. Einzelpräparate sind hierbei immer empfehlenswert, da in Kombipräparaten einfach zu viel drin ist, was man nicht benötigt, und oftmals die Höchstgrenzen der Inhaltsstoffe nicht eingehalten werden.

Ebenfalls wichtig ist es, den Nährstoffhaushalt über eine Blutanalyse kontrollieren zu lassen. Damals wusste ich das nicht und nahm einfach diese Präparate, da sie laut den spärlichen Informationen im Netz helfen sollten. Gerade bei Vitamin B_6, Kalzium und auch Vitamin D kann man aber durchaus überdosieren, wodurch es zu Vitaminschäden kommen kann. Eine genaue Dosierung ist unglaublich wichtig und heute würde ich ohne ärztliche Kontrollen keine Vitamine mehr wie Bonbons zu mir nehmen.[7]

Mönchspfeffer

Bei Mönchspfeffer (Agnus Castus) muss man beachten, dass es sehr lange dauert, bis eine Besserung eintritt. Das kann nach acht Wochen geschehen oder sechs Monate dauern. Mönchspfeffer ist in vielen PMS-Präparaten enthalten und auch Ärztinnen und Ärzte empfehlen ihn immer gern.

Mönchspfeffer, auch Keuschlamm genannt, gehört zu den alternativen pflanzlichen Arzneimitteln und wird gern als »Frauenmedikament« bezeichnet, weil er für seine positive Wirkung im Bereich Menstruation, Wechseljahre und Fruchtbarkeit bekannt ist. Mönchspfeffer kann den Zyklus regulieren.

Ich begann mit der Therapie und hatte nach gut drei Monaten das Gefühl einer leichten Besserung. Wie erwähnt, ist Mönchspfeffer nichts, das sofortige Besserung bewirkt. Es braucht viel Zeit und Geduld. Mein Zyklus, der bereits nach dem Wochenbett wieder startete, wurde endlich wieder etwas kürzer und die Auswirkungen der PMDS waren nicht mehr ganz so extrem.

Von einer Heilung war ich aber meilenweit entfernt. Zu diesem Zeitpunkt wusste ich auch noch nicht, dass Heilung nicht mein Ziel sein sollte.

Ich probierte auch unkonventionelle Dinge wie medizinisches Gras aus und fand damit ebenfalls eine leichte Besserung. Aber nichts überzeugte uns und ich wagte nochmals den Schritt und holte mir erneut ärztliche Hilfe. Das Schlimmste trat ein, mein Zyklus verlängerte sich ins Unermessliche und ebenso die PMDS. Da die PMDS in der 2. Zyklushälfte startet, können die Symptome meist nicht abklingen, wenn die Menstruation ausbleibt. Warum das passierte, wusste ich zu diesem Zeitpunkt nicht.

Hoffnungsschimmer Endokrinologie

Schließlich fand ich eine Endokrinologin. Endokrinologen sind auf Hormone und endokrine Drüsen spezialisiert. Das beinhaltet die Sexualhormone und unseren kompletten Stoffwechsel. Genauso einen Arzt brauchte ich, da die PMDS bis heute im Jahr 2022 in Deutschland kaum bekannt ist und wenige Ärzte oder Ärztinnen auch Endokrinologen sind.

Spannend ist hier, dass viele Endokrinologen und Endokrinologinnen in Kinderwunschkliniken arbeiten und man daher auch nur einen Termin bekommt, wenn ein Kinderwunsch besteht. Deshalb mussten wir lügen, sonst hätten wir nie einen Termin bekommen.

Ich ging also mit meinem Mann zusammen zum 1. Termin. Wir erzählten sehr viel und ich erwähnte auch die PMDS mehrmals. Sofort wurden Bluttests in Auftrag gegeben. Es wurden alle Sexualhormone getestet, so auch das Anti-Müller-Hormon, das zeigt, wie viele geschlechtsreife

Eizellen ein Mensch produziert. Daneben wurde auch ein aktuelles Blutbild erstellt, um andere Erkrankungen im Körper auszuschließen. Interessant zu erfahren war hierbei, dass »normale« Frauenärztinnen und -ärzte diese Tests oft nicht machen, da sie kostenintensiv und im normalen Budget für die Betroffenen nicht enthalten sind. Deshalb werden diese Möglichkeiten in »normalen« Praxen gar nicht vorgestellt. Eine Endokrinologin hingegen kann diese Tests anordnen, dann übernimmt die Krankenkasse einen sehr großen Teil der Kosten. Allein der umfangreiche Schnelltest für das Anti-Müller-Hormon hat fast 200 Euro gekostet. Etwa 50% übernimmt die gesetzliche Krankenkasse, wenn das Paar verheiratet, die Frau über 25 und unter 40 und der Mann unter 50 ist. Am besten, ihr erkundigt euch vorher bei eurer Krankenkasse, weil jede Kasse eigene Richtlinien hat.

Ich wurde komplett auf den Kopf gestellt und hatte das Gefühl, dass ich dort halbwegs gut aufgehoben war, obwohl ich leichte Fragezeichen bei dem Begriff PMDS sah. In purer Verzweiflung ist man nicht wählerisch, sondern nimmt, was man bekommen kann. Und das ist fatal für Betroffene. Man ist ausgeliefert, aber demütig und froh, überhaupt gehört zu werden. Nach ein paar Wochen kam die erste Diagnose und wir saßen wieder bei unserer Endokrinologin.

Auch Laura kann ein Lied davon singen, wie so ein Ärzte-Marathon abläuft und dass man immer wieder enttäuscht wird.

Laura: Niemand kann mir wirklich helfen

Auf PMDS bin ich das erste Mal mit 40 Jahren nach dem Abstillen meines Sohnes gestoßen. Da aber der damals starke Drehschwindel im Vordergrund stand, gingen die Ärzte von Schlafmangel, Problemen an der Halswirbelsäule, Lagerungsschwindel usw. aus. Aufgrund dessen war ich beim HNO, Neurologen (MRT war unauffällig) und Orthopäden.

Ich hatte das Gefühl, dass die Symptome mit meinem Zyklus zusammenhängen und habe mit der Pille angefangen, aber so richtig gut ging es mir auch damit nicht.

Da meine Mutter mit schwerer Migräne zu kämpfen hatte, diagnostizierte der Neurologe Schwindelmigräne. Die Migränemedikamente, die man am Anfang nehmen muss, damit sie wirken, konnte ich nicht einsetzen, da der Schwindel schleichend kam. Betablocker habe ich abgelehnt. Im Internet bin ich auf Pestwurz gestoßen, die ich bereits seit längerer Zeit zu mir nehme. Der Schwindel ist inzwischen besser, aber nicht weg. Neben dem Schwindel bemerkte ich andere Symptome, wie Durchfall, Wassereinlagerungen, Sehstörungen und Kribbeln – meist in der linken Hand.

Da es mir immer noch nicht wirklich gut ging, habe ich mit meinem Frauenarzt besprochen, die Pille abzusetzen, um die Hormone zu prüfen. Nach dem Absetzen der Pille begannen die extremen Aggressionen, Tage zwischen Heulen und Schreien, dazu noch starke Brustschmerzen eine gute Woche vor den Tagen.

ÄRZTE-MARATHON

Ich ging nochmals zu verschiedenen Ärzten und einer diagnostizierte eine leichte Schilddrüsenunterfunktion, verschrieb mir aber keine Medikamente. Dort wurde auch ein Omega-3-Mangel festgestellt. Seitdem versuche ich, mehr Lein-, Raps- oder Olivenöl zu mir zu nehmen. Nach einem Besuch bei einem Endokrinologen stellte sich heraus, dass meine Schilddrüse völlig in Ordnung war. Er ließ mir auch Blut abnehmen und prüfte die Hormonwerte – auch die waren in Ordnung. Er verwies mich zum Thema PMDS an eine Uniklinik. Seine Lösung wäre gewesen, die Pille durchgängig zu nehmen.

In der Uniklinik wurden abermals meine Hormonwerte geprüft: Sie seien wie von einer 20-Jährigen. Da ich mittlerweile 43 Jahre alt bin, würde ich gern keine Pille mehr nehmen, weil sie so einige Risiken mit sich bringt. Ebenso möchte ich auf Progesteron verzichten.

Deshalb habe ich in den letzten 1½ Jahren Verschiedenes ausprobiert, zum Beispiel Mönchspfeffer, 5HTP, Traubensilberkerze. Im Moment nehme ich Yamswurzel und Pestwurz und an dunklen Tagen Vitamin D, bald noch Vitamin B_{12}. Richtig gut geht es mir nicht und an schlechten Tagen überlege ich, doch wieder mit *der Pille anzufangen oder Progesteron oder sogar Antidepressiva zu nehmen.*

Im Nachhinein denke ich, dass auch meine Mutter betroffen war und ich PMDS auch schon in Jugendjahren hatte, denn auch da hatte ich extreme Stimmungsschwankungen und Migräne. Ebenso während der Schwangerschaften, da war ich teilweise zusätzlich auch sehr aggressiv. Beim zweiten Kind hatte ich in der Frühschwangerschaft auch starken Schwindel. Ich dachte damals, das sei normal, aber mittlerweile denke ich, es hängt alles zusammen. Genauso wie die Wochenbettdepressionen, die ich bei beiden Kindern hatte.

Ich wünsche mir, einen kompetenten Arzt zu finden, der sich in diesem Gebiet auskennt. Ich war schon bei verschiedensten Ärzten, aber ich habe das Gefühl, dass diese Störung noch sehr unbekannt ist. Bis dahin versuche ich es weiter mit »Dr. Google« und Erfahrungsaustausch.

PCO-Syndrom

Die Endokrinologin stellte das PCO-Syndrom, auch polyzystisches Ovarial-Syndrom genannt, bei mir fest. Es zählt zu den häufigsten hormonellen Störungen bei gebärfähigen Menschen. Die Symptome sind vielfältig und man geht davon aus, dass die ersten Symptome bereits in der Pubertät beginnen. Die Betroffenen leiden unter unregelmäßigen Zyklen, zunehmender Körperbehaarung, Akne und fettiger Haut. An ihren Eierstöcken bilden sich kleine wassergefüllte Bläschen. PCO steht oft im Zusammenhang mit einer Insulinresistenz, die zu Diabetes mellitus Typ 2 führt.[8]

Ich erinnerte mich an die Schwierigkeiten, schwanger zu werden, und an die Behandlung mit Clomifen zurück. Auch erinnerte ich mich an meine jugendliche Akne und die fettigen Haare und schwankte zwischen »Wow« und »Wieso hat das nie jemand vorher festgestellt?« Der Frauenarzt hätte damals eigentlich schon den Verdacht PCO-Syndrom haben müssen. Auch hier zeigt sich wieder, wie oft selbst Ärztinnen und Ärzte ahnungslos sind und unsere Problematik nicht oder viel zu spät erkennen. Es zeigt auch, wie viel Zeit und auch Geld eingespart werden könnte, wenn eine ganzheitliche Behandlung im Vordergrund stehen würde.

Die Endokrinologin war dennoch überrascht von diesem Ergebnis. Viele meiner Beschwerden passten zwar, aber laut ihrer Aussage sind die meisten Betroffenen zusätzlich übergewichtig und unfruchtbar. Dies sagt der Leitfaden zum PCO-Syndrom und das zeigt wieder, dass es keinen völlig stimmigen Leitfaden für Erkrankungen gibt, da immer etwas übersehen oder ausgeschlossen wird. Da ich bereits ein Kind hatte, war klar, dass ich nicht grundsätzlich unfruchtbar bin. Von Übergewicht war ich auch sehr weit entfernt, aber die Ergebnisse waren schwarz auf weiß und sprachen für sich.

Metformin

Wie bei der PMDS gibt es auch bei einer PCO keine Heilung, aber mehrere mögliche Behandlungsmethoden. Ich begann sofort mit der besprochenen Therapie, in meinem Fall mit Metformin. Es ist ein gängiges Medikament, um die Insulinresistenz zu bekämpfen, führt auch zur Abnahme der männlichen Hormone, die viele Symptome verursachen.[9]

Metformin wird eigentlich nur für Diabetes Typ 2 eingesetzt, aber im Off-Label-Use konnte es erfolgreich beim PCO-Syndrom helfen. So sorgt Metformin für eine Regulation des Menstruationszyklus und eine Schwangerschaft wäre dann wieder möglich. Um eine Schwangerschaft ging es uns überhaupt nicht, aber einen regelmäßigen Zyklus hätte ich mit Kusshand genommen. Ich nahm weiterhin die Vitamine B_6 und B_{12}. Mönchspfeffer (Agnus Castus) nahm ich nach Absprache nicht mehr, aber dafür ein Eisenpräparat, da mein Wert nicht so berauschend war.

Bereits nach einigen Tagen bekam ich wieder schlimme Nebenwirkungen. Mein Magen-Darm-Trakt machte mir das Leben schwer. Mir war ständig schlecht, ich war einfach nur müde und fühlte mich krank. Ich musste stark sein für mich und meinen Alltag. Mein Kind, mein Job und der Wunsch, die PMDS loszuwerden, ließen mich durchhalten und ich nahm es weiter. Ich wollte nicht aufgeben, da mir gesagt wurde, dass genau diese Nebenwirkungen wieder weggehen würden. Heute weiß ich, dass ich zu dem einen von zehn der Menschen gehöre, bei denen diese Nebenwirkungen nicht weggehen und sehr schwerwiegend sind.[10]

Mir wurde ebenfalls mitgeteilt, dass es mit unserem Kinderwunsch prozentual eher schlecht aussähe, aber nicht unmöglich sei. Das wurde uns vor unserem ersten Kind auch schon gesagt. Heute erkenne ich natürlich die Zusammenhänge, aber damals war ich ahnungslos, wie die meisten Betroffenen. Für gebärfähige Menschen, die einen Kinderwunsch haben, ist solch eine Aussage sehr verletzend. So viele Hoffnungen zerplatzen in diesen Momenten und das nur, weil Fachkräfte standardisierten Leitfäden folgen und die individuelle Betrachtung aus den verschiedensten Gründen außer Acht lassen.

Ich nahm das Präparat einen ganzen Monat. Dann rief ich bei der Ärztin an und erklärte, dass ich nicht mehr könnte. Ich hatte abgenommen, war bleich und fühlte mich dauerhaft krank. Ich wurde sofort einbestellt. Die Ärztin setzte das Medikament gleich ab, da die Nebenwirkungen nach gut einer Woche hätten verschwinden müssen. Es wurden wieder Blut-Tests gemacht und langsam schwand meine Hoffnung, dass es mir irgendwann wieder gut gehen würde.

Kann mir denn niemand helfen?

Die Gefühle, dass es mir nach Besuchen bei Ärzten oder Ärztinnen meist schlechter ging als vorher, verfestigten sich. Ich war inzwischen Dauergast bei meiner Endokrinologin und hatte wirklich keine Lust mehr. Mein Beruf litt natürlich auch unter diesen ständigen Terminen und dem Unwohlsein. Ich war Mama eines Kleinkindes, berufstätig und körperlich so geschwächt, dass ich manchmal gar nicht wusste, wie ich das alles aushalten sollte.

Meine Menstruation hatte ich seit über sechs Monaten gar nicht mehr, mein Zustand verschlechterte sich und niemand wusste wieso. Wozu gehe ich denn zu Ärztinnen und Ärzten, wenn mir niemand helfen kann? Mein Kopf spielte verrückt und ich war mental stark angeschlagen. Inzwischen waren wieder zwei Monate vergangen und ich hatte erneut einen Termin bei der Endokrinologin. Die Ärztin hatte den Verdacht auf eine Zyste und kurzzeitig war die Rede von einer Gebärmutter-Operation. Immer wieder neue Informationen, Mutmaßungen und Fragezeichen. Ihr könnt euch vorstellen, was das mit einem macht. Das Vertrauen in die Ärzteschaft steigert es definitiv nicht.

Wir sprachen und ich musste weinen. Ich konnte einfach nicht mehr und ließ meinen Gefühlen freien Lauf. Die Ärztin entschied, einen Ultraschall zu machen. Ich sah einen großen Kreis und bekam enorme Angst. Das sah nach einer riesigen Zyste aus, sämtliche Horrorszenarien spielten sich in meinem Kopf ab und die Tränen flossen. Ich beobachtete die Ärztin sehr genau und wartete darauf, dass sie etwas dazu sagte. Ich konnte keine Fragen mehr stellen, sondern wollte jetzt Antworten. Sie atmete schwer und schaute immer wieder auf das Ultraschallbild. Dann drehte Sie sich zu mir um und lächelte. Ich wusste gar nicht mehr, was los ist, aber ein Lächeln ist etwas Gutes.

Überraschung: Wieder schwanger!

»Frau Wolf, Sie haben keine Zyste. Aber Sie haben in ungefähr neun Monaten ein Baby.« Ich fiel aus allen Wolken, meine Gedanken kreisten. Ich war schockiert, aber auch glücklich. Was bedeutete das alles und wie war das möglich? Ich war tatsächlich schwanger und wir konnten bereits den Herzschlag des Babys sehen.

In dieser 2. Schwangerschaft war die PMDS tatsächlich unterdrückt. Dieses Mal rieb ich mir die Hände, aber nur sehr kurz, denn ich hatte viele andere Schwangerschaftsprobleme, die mich und meinen Körper stark schwächten.

Meine beiden Schwangerschaften verliefen leider nicht reibungslos und ich war auch keine strahlende Schwangere. Immer fragte ich mich, was los ist mit mir. Ich liebe (meine) Kinder über alles, aber es blieb mir verwehrt, schöne Schwangerschaften zu erleben. Fantastische und gesunde Kinder wurden mir geschenkt und das ist heute im Nachhinein das einzig Wichtige für mich. Ich habe mich lange mit meinen Schwangerschaften und Gefühlen auseinandergesetzt und den Druck abgelegt, dass ich irgendetwas sein oder fühlen muss.

Nach der Geburt regulierte sich mein Zyklus sehr schnell. Das war auch bei meinem ersten Kind der Fall. Leider kam auch die PMDS mit voller Kraft zurück.

Man wird als Betroffene immer wieder von Hinz zu Kunz geschickt, mit verschiedensten Medikamenten versorgt oder aber im schlimmsten Fall abgetan mit den Worten »Jetzt stellen Sie sich nicht so an« oder »Sie sind Mutter, da gehört Stress zur Tagesordnung«.

Wie wichtig wäre es für alle Betroffenen, ernst genommen zu werden. Es macht gerade in Hinsicht auf die psychischen Beschwerden einen riesigen Unterschied, ob man sich gut aufgehoben fühlt oder einfach immer wieder als Simulant oder Simulantin hingestellt wird. Diese vielen Jahre, diese vielen Ärzte und Ärztinnen, diese vielen Präparate und Diagnosen haben mich verändert, geprägt und mein Vertrauen in die Ärzteschaft fast vollständig zerstört. Nach meiner zweiten Schwangerschaft war ich aber nicht mehr der unwissende Mensch von damals. Ich wusste, was mit mir ist. Ich war mental stärker, auch wenn die PMDS so präsent war wie eh und je.

Auf meiner Behandlungs-Odyssee habe ich viel erlebt und ich erlebe es noch immer, denn mit nichts habe ich bis jetzt eine Heilung erfahren dürfen. Auch wenn ich heute weiß, dass Hoffnung auf Heilung nicht mein primäres Ziel ist, so hoffe ich doch immer wieder neu, dass es doch klappt, dass jetzt alles verschwindet. Ich bin dankbar für diese Hoffnung. Sie macht alles erträglicher.

Hey, anderes Ich,

was du mir in den vielen Jahren angetan hast, ist an manchen Tagen kaum zu ertragen. Ich fühle mich zwischendurch wie ein wandelndes Medizin-Lexikon und kann mir trotzdem nur schwer helfen. Du bist immer unterschwellig da und lachst mich aus. Ich möchte nur, dass du endlich für immer gehst!

Hoffnung auf Heilung

Bei uns in Deutschland befasst sich noch immer kaum jemand mit der PMDS, obwohl es eine schwere Erkrankung ist, aber in anderen Ländern sieht das anders aus. In Schweden gibt es das Unternehmen Asarina Pharma AB, ein Bio-Tech-Unternehmen, auf das ich 2018 aufmerksam wurde. Asarina Pharma kennt sich sehr gut aus mit PMDD (engl. für PMDS) und hat speziell für die PMDS ein Medikament entwickelt: Sepranolon.

Sepranolon

Sepranolon (ISOALLO) ist ein aktives ZNS-(zentrales Nervensystem)-Steroid, das die Wirkung von Allopregnanolon hemmt. Allopregnanolon (ALLO) ist ein Progesteron-Metabolit, das Menschen, die an PMDS leiden, diese Schwierigkeiten bereitet. Asarina Pharma forscht seit über 40 Jahren an genau diesem Thema und startete nach vielen Jahren eine Studie mit über 200 Frauen, um Sepranolon zu testen.

Leider wurde ich für diese Studie, die auch in Zweigstellen in Deutschland durchgeführt wurde, abgelehnt, und ich war am Boden zerstört. Erstmalig sah ich wirklich eine Rettung und nicht nur eine vorübergehende Linderung meiner Probleme. Die Ablehnung nahm ich sehr persönlich, was natürlich Quatsch ist. So eine Studie hat feste Parameter, in die man passen muss. Auch wenn ich nicht genau weiß, ob es am Alter oder an der Zykluslänge lag, passte ich nicht ins Raster.

Aber das bedeutete nicht, dass ich meine Hoffnung aufgeben musste. Asarina Pharma tat etwas und auch ich lernte unglaublich viel Neues über PMDS, obwohl ich schon so viel wusste. Ich wurde ein wenig von dieser Firma therapiert, da ich mich verstanden fühlte. Denn endlich konnte ich dieses Monster in meinem Gehirn sehen. Ich konnte lesen, dass ich mir das nicht einbildete, sondern dass ich wirklich schwer krank bin.

Ich war in Kontakt mit Testpersonen, die in der 1. Phase dabei waren, aber damals noch nicht wussten, ob sie das Plazebo oder das Medikament erhalten haben. Eine weitere Probandin schrieb mir, dass sie das

Medikament erhalten hatte und endlich beschwerdefrei war. Ich wartete und wartete auf neue Ergebnisse.

Weitere Versuche

In der Zwischenzeit war ich aber nicht untätig. Ich nahm über sechs Monate die Fem Caps von Ringana ein. Die Fem Caps sind Kapseln, die aus Nährstoffen und verschiedenen pflanzlichen Bestandteilen bestehen und den Zyklus regulieren sollen. Leider hörten die Fem Caps nach drei Monaten auf zu wirken. Bei dem Preis, den sie kosten, blieb mir gar nichts anderes übrig, als die Einnahme zu beenden.

Ein CBD-Öl 10 % hatte ich auch für mich entdeckt. Die Abkürzung CBD steht für Cannabidiol und ist ein natürlich vorkommendes Cannabinoid der Hanfpflanze. Seine Wirkung ist noch nicht gänzlich erforscht, aber die krampflösende und beruhigende Wirkung klang für mich vielversprechend. Das CBD-Öl wird auf die Zunge geträufelt und ich denke, dass es bei regelmäßiger Einnahme etwas Linderung bringen kann, aber für mich nicht langfristig genug. Das CBD-Öl bekam noch Zuwachs von CBD-Kapseln und -Creme, denn meine Symptome wurden so schlimm wie nie zuvor. Das CBD-Öl wirkte weiterhin, aber es beruhigte nur punktuell.

Ich war verzweifelt und noch lange nicht bereit, diese Erkrankung vollends anzunehmen. Ganz im Gegenteil, ich war ständig damit beschäftigt, sie zu bekämpfen. Sie war mein ärgster Feind und ich suchte immer wieder nach Strategien, den Feind zu eliminieren. Ich wusste auch nicht, wieso es jetzt wieder so schlimm wurde. Ich recherchierte weiter, immer wenn es meine Zeit zuließ, besprach mich mit anderen Betroffenen und suchte nach neuen Präparaten, um an mir selbst zu experimentieren.

Könnt ihr euch vorstellen, was das mit einem macht, wenn man immer wieder bei Null anfängt? Die Verzweiflung kann ich euch nicht beschreiben, die ich seit Jahren fühle, die mein Mann fühlt und die auch andere Menschen in unserem engen Umfeld fühlen. Denn nicht nur ich leide, sondern alle leiden, besonders diejenigen, die die volle Wucht der Krankheit abbekommen.

Du fieses anderes Ich,

du lässt mich vor meiner Familie und meinen Freunden wie eine wildgewordene unmenschliche Furie dastehen und mir fehlt so oft die Kraft, mich zu erklären. Ich weine dann und schreie und mache gefühlt alles nur noch schlimmer. Du bist es aber und nicht ich.

Präparate-Marathon

Ich fing erneut an, nach Ärzten zu suchen, die aus meiner Region kamen und mit PMS und PMDS etwas anfangen konnten. Ich suchte seit Jahren immer nach Ärzten, obwohl ich weit mehr wusste als sie alle zusammen. Dies half mir aber natürlich nicht dabei, meine Symptome zu lindern. Und tatsächlich: Ich fand eine Ärztin in meiner Stadt und schrieb ihr eine E-Mail. Das war Anfang 2020, vor Corona und vor dem Lockdown. Ich erhielt einen Termin für Ende April.

In der Zwischenzeit blieb ich natürlich nicht untätig. Ich blieb nie untätig, obwohl ich einfach nur schmerzfrei sein wollte. Ich bin gefühlt seit Jahren auf der Suche nach richtigen Antworten. Ich habe in den vielen Jahren viele andere Betroffene gefunden. Wir konnten uns austauschen und uns helfen. Ich merkte, wie viel ich inzwischen wusste und wie viel Gutes ich anderen damit tun konnte. Ich suchte immer wieder nach neuen Präparaten und Übungen, um den Alltag zu erleichtern, und kann viel davon weitergeben.

Wenn der Hormonhaushalt nicht stimmt, sagt der Körper irgendwann einfach: Stopp. Sind noch andere chronische Krankheiten vorhanden, die teilweise unentdeckt bleiben, dann sind die versuchten Lösungsansätze oftmals nicht die richtigen.

Ich startete wieder mit zwei (mir bis dahin unbekannten) Tabletten: Moortabletten und einem Kombipräparat mit Magnesium, Zink und Ashwagandha.

MOORTABLETTEN (von Sonnenmoor) nahm ich nicht nur wegen der PMDS, sondern allgemein für meinen Körper und mein Immunsystem. Das Immunsystem leidet mit. Die Verdauung, mein Gewicht und meine Haut machten mir unglaubliche Probleme. Ich hatte das Gefühl, mein Körper funktioniert nicht mehr – wie sollte er auch? Die Moortabletten sollten mich dabei unterstützen, wieder zu Kräften zu kommen. Ich konnte leider keine dauerhafte Verbesserung meines Zustandes feststellen und hörte mit der Einnahme nach gut zwei Monaten auf.

ASHWAGANDHA ist berühmt dafür, bei Schlafproblemen zu helfen. Ich schlief seit Monaten sehr schlecht und fehlender Schlaf führte wieder zu neuen Problemen, zum Beispiel Konzentrationsschwierigkeiten und auch Gereiztheit. Verantwortlich dafür ist das Schlafhormon Melatonin. »Eine kleine Studie mit PMDD-Betroffenen hat ergeben, dass Menschen mit PMDD also generell einen niedrigeren Melatoninspiegel haben, aber besonders während der Phase des Zyklus, die mit PMS verbunden ist. Dies deutet stark darauf hin, dass der zirkadiane Rhythmus und der Melatoninspiegel als Hauptfaktoren bei der Behandlung von PMS oder PMDD berücksichtigt werden sollten.«[11] Dieses Kombipräparat hat mir tatsächlich geholfen, besser zur Ruhe zu kommen und länger am Stück schlafen zu können.

MAGNESIUM hilft mir ungemein bei meinem Restless-Legs-Syndrom, das ich seit der 1. Schwangerschaft habe. »Das Restless Legs Syndrom (RLS) ist eine Erkrankung des Nervensystems, bei dem es zu Bewegungsunruhe und Missempfindungen in den Beinen kommt, die überwiegend am Abend und in der Nacht auftreten und die sich bei Bewegung bessern.«[12] Nahrungsergänzungsmittel sind, richtig dosiert und wenn notwendig, eine hilfreiche Begleittherapie. Magnesium ist für über 300 biochemische Vorgänge im Körper zuständig und somit nach ärztlicher Rücksprache und Nährwertcheck immer zu empfehlen.

ZINK: Die Zinkversorgung ist bei gesunden Menschen gut und ein Zuviel kann auch negative Folgen haben. Zink ist für die menstruelle Gesundheit äußerst wichtig, denn es hilft bei der Regulierung des Zyklus. In Kombipräparaten, so wie in meinem, ist eine kleine Dosis enthalten.

Aufgrund meiner Autoimmunerkrankung, von der ich später berichte (Seite 73), lasse ich meinen Zinkstatus regelmäßig überprüfen und bin bis jetzt immer im Normbereich gewesen. Es ist immer wichtig, Ärzte zu Rate zu ziehen, auch wenn das Vertrauen zu ihnen geschwächt ist.

Es muss für euch so wirken, als ob ich denke: »Ach, nimmst halt hier 'ne Tablette und da 'ne Creme und alles pendelt sich ein.« Ja und Nein! Ich dachte immer, es gibt viele Nährstoffe und Vitamine, die wir nicht ausreichend über die Nahrung aufnehmen. Bei gesunden Menschen ist dies selten der Fall, aber bei Vorerkrankungen und speziellen Ernährungsweisen sollte es auf jeden Fall geprüft werden. Mir sind auch Erfolgsgeschichten mit Vitaminen und Nahrungsergänzungsmitteln bekannt. Gerade die Vitamine B_6, B_{12}, C sowie D sind hilfreich für die Hormongesundheit. Allerdings ist es oftmals problematisch, sich selbst zu therapieren, und ich fordere niemanden dazu auf, denn ich bin keine Ärztin, sondern einfach nur verzweifelt. Ich möchte euch aber dazu anregen, nicht sofort Pillen zu schlucken, sondern euch ganzheitlich mit dem Thema zu beschäftigen.

Neue Ärztin

Mein Termin bei der neuen Ärztin lief sehr gut. Sie wusste tatsächlich, wovon ich spreche, und öffnete mir neue Türen. Sie gab mir ein paar zusätzliche Sonnenstrahlen. Wir haben einen ungefähren Behandlungsfahrplan ausgemacht und starteten mit den Sexualhormonen. Außerdem machten wir einen kompletten Status: Hormonhaushalt, Nährstoffhaushalt, bestimmte Autoimmunkrankheiten und auch die psychische Seite wurde neu beleuchtet. Dieses Mal gab es Speicheltests und Bluttests und allein die Speicheltests haben mich wieder fast 200 Euro gekostet. Aber die Verzweiflung und auch die Hoffnung lassen mich nicht aufgeben und erst recht nicht hinnehmen.

PMDS-Tagebuch

Wenn ihr denkt, ihr leidet an PMDS, dann geht nicht sofort zum Arzt, sondern führt für mindestens zwei bis drei Zyklen ein PMDS-Tagebuch. Wieso? Ich habe in den vielen Jahren bei Ärztinnen und Ärzten immer wieder gemerkt, wie wichtig es ist, Argumente zu haben, und zwar stichhaltige. Wir sind keine Medizinerinnen und Mediziner, aber leider leben wir in einer Zwei-Klassen-Gesellschaft und es geht um Geld. Zeit ist bekanntlich auch Geld. Wenn ihr schwarz auf weiß habt, was euch quält, dann hört man euch besser zu.

Ein weiterer Grund ist aber auch die Diagnose PMDS, die von Ärzten und Ärztinnen nur gestellt wird, wenn nach DSM-III-Definition mindestens fünf Symptome in der Lutealphase (der zweiten Zyklushälfte) vorliegen, von denen mindestens eines die Gemütslage betrifft (depressive Stimmung oder Dysphorie, Angst oder Anspannung, Affektlabilität und Reizbarkeit). Weitere Zeichen betreffen u. a. Konzentration, Appetit und Schlaf, dazu kommen auch Völlegefühl sowie eine starke Empfindlichkeit der Brüste.

Das Schwierige an der PMDS ist, dass sie keinem Leitfaden folgt. Jedes Hormon tickt in jedem Körper anders, da die Faktoren, die die Hormone beeinflussen, so vielfältig sind. Aber wir haben Ansätze und Werk-

Hey, anderes Ich,

weißt du, wie schwer es ist, sich immer wieder gegenüber fremden Menschen zu öffnen und zu hoffen, dass sie mir überhaupt zuhören? Je nachdem, in welcher Phase ich gerade stecke, lässt du mich wie ein Hypochonder wirken und die Ärzte und Ärztinnen tun sich schwer, mich ernst zu nehmen – und das, obwohl ich doch alles so gut recherchiert hatte. Dann kamst aber wieder du und ein Blackout nach dem anderen bringt alles durcheinander.

PMDS/PMS Tagebuch

Stärke der Beschwerden: L - leicht I - intensiv S - sehr stark

Monat	Datum	1.	2.	3.	4.	5.	6.	7.	8.	9.	10.	11.	12.	13.	14.	15.	16.	17.	18.	19.	20.	21.	22.	23.	24.	25.	26.	27.	28.	29.	30.	31.
1. Zyklustag ankreuzen																																
Ovulation/Eisprung																																
Schmerzen im Brustbereich (Spannen, Druck)																																
Ödeme (Wassereinlagerungen)																																
tiefe Traurigkeit																																
Heißhunger oder Appetitverlust																																
Kopfschmerzen (M - Migräne, K - Kopfschmerz)																																
Stimmungsschwankungen																																
Aggressionen/Wut/Ärger																																
Muskel-, Gelenkschmerzen (A - Arm, B - Bein, O - Oberkörper)																																
Darmveränderungen (D - Durchfall, V - Verstopfung)																																
übermäßiger Stress (B - Beruf, P - privat)																																
Sonstiges (andere Erkrankung wie Erkältung etc.)																																

zeuge, die uns Sicherheit geben können. Und vor allem geben sie uns Argumente, um ernst genommen zu werden.

In der Zeit, in der ihr Tagebuch führt, ist es wichtig, keine zusätzlichen Präparate zu testen, da sie alle unseren Körper beeinflussen.

Das Tagebuch sollte so oder so ähnlich aussehen wie auf der Abbildung und kann auch auf meiner Website heruntergeladen werden.[13] Wenn ihr dieses Tagebuch genau ausfüllt, lernt ihr nicht nur euren Körper besser kennen, sondern erkennt auch, wie sich eure Beschwerden auf euren Alltag auswirken.

Das Tagebuch ist wie ein Kompass. Ihr lernt sehr schnell, welche Alltagsmomente, Lebensmittel, Stress, aber auch Freude welchen Einfluss auf euren Zyklus haben. Es ist mit viel Disziplin verbunden, das Tagebuch täglich und sorgfältig auszufüllen. Und natürlich hat man nicht immer die Zeit und Lust, sich damit zu beschäftigen. Einige sagen auch, dass Symptome hervorgerufen werden, wenn man sich auf die Symptome konzentriert. Unser Unterbewusstsein ist stark, aber um uns und unseren Körper genau zu studieren, ist es wichtig, in ihn hineinzuhorchen und genau hinzusehen. Wir sensibilisieren uns für uns selbst, und ihr werdet merken, wie positiv sich das auswirken kann. Ihr könnt das Tagebuch auch als emotionales Gefühlstagebuch betrachten, das auch die guten Momente festhält und so eure Glückshormone ankurbeln kann.

Sobald ihr dann einen Termin bei eurem Arzt oder eurer Ärztin macht, schreibt euch auf, was ihr wissen möchtet, und vor allem, welche Untersuchungen für euch wichtig sind. Auch dazu habe ich euch eine kleine Aufstellung gemacht, die dazu dient, Geld zu sparen und kompetent in das Gespräch zu gehen. Meine vielen Jahre mit diesem Monster und meine unzähligen Termine bei Ärztinnen und Ärzten haben mich das gelehrt. Ich gebe euch deshalb ein Werkzeug an die Hand, um diesen Weg gefüllt mit Wissen zu gehen.

Blut-Speichel-Analysen

Blut- bzw. Speicheltests sind unabdingbar, um hormonelle und auch andere Arten von Erkrankungen zu erkennen.

Folgende Werte sollten bestimmt werden:

- TSH, fT3, fT4, TPO, TRAK, TGAK
- Prolaktin
- Serotonin

In der zweiten Zyklushälfte (unbedingt zwischen dem 19. und 22. Zyklustag), wenn möglich per Speichel:

- Progesteron
- Östrogen
- Östriol
- Testosteron
- Relation Östrogen/Progesteron (eine Östrogen-Dominanz kann genauso problematisch sein wie ein Progesteron-Mangel)
- Relation Östrogen/Testosteron
- DHEA-Tagesprofil
- Cortisol-Tagesprofil (Nebennieren)

Diese Werte sind sehr aufschlussreich. Ich weiß, es sind viele und leider werden noch immer nur sehr wenige dieser Tests von den Krankenkassen bezahlt. Also immer schön der Reihe nach.

Sehr hilfreich fand ich, meinen Nährstoffhaushalt zu kennen. Hierfür habe ich zusätzlich diese Makro- und Mikronährstoffe testen lassen:

- Vitamin-D-Spiegel
- Vitamin-B_{12}-Spiegel
- Vitamin B_6
- Zink
- Selen
- Magnesium
- Kalzium
- HB-Wert + (Eisen)

Mit all diesen Ergebnissen kann sich die Fachärztin oder der Facharzt ein sehr gutes Bild machen, um eine Behandlung zu planen. Wie sie aussieht, ist individuell verschieden, genau wie wir alle verschieden sind. Solche Analysen solltet ihr immer wieder machen lassen, da sich unsere Körper und auch unsere Lebensumstände ändern.

Leider übernehmen die Krankenkassen fast nichts davon – und wie erwähnt, verlässt uns die PMDS nicht so schnell. Wir haben also viel Zeit.

Es sind Tausende von Euro, die ich bis heute für Ärzte und Ärztinnen, Untersuchungen, Akupunktur und Präparate ausgeben musste. Wenn ich wirklich alles regelmäßig testen lassen würde, wäre ich arm. Unser Gesundheitssystem versagt da leider, denn eine Antibabypille oder ein Antidepressivum sind viel günstiger. Bis heute frage ich mich, wieso eine anerkannte Erkrankung fast ausschließlich aus privaten Mitteln behandelt werden soll? Wer kann sich das alles dauerhaft leisten?

Neue Medikamente

Meine Ärztin ist gut und inzwischen auch meine neue Hausärztin. Wir arbeiten ganzheitlich und ich bin glücklich, sie gefunden zu haben. Ich vertraue größtenteils der Schulmedizin, aber zur ganzheitlichen Betrachtung gehört für mich auch die Alternativmedizin. In der Praxis meiner Hausärztin bin ich da besser aufgehoben als in allen anderen Praxen davor. Auch wenn mein Vertrauen in die Ärzteschaft kaum mehr vorhanden ist, brauche ich sie dennoch. Ich bin sicherlich auch keine einfache Patientin, ich bereite mich auf Termine vor, stelle viele Fragen und mache auch nicht alles, was mir vorgeschlagen wird.

Progesteron-Salbe

Wir begannen mit einer bioidentischen Progesteron-Salbe, da mein Progesteron-Wert zu niedrig und mein Östrogen zu hoch war. Also wieder ein neues Präparat, leider ein sehr teures, aber natürlich versuchten wir es. Ich bekam meine Menstruation und hatte Eisprünge.

Hätte ich aber da schon gewusst, dass eine hormonelle – egal ob bioidentische oder synthetische – Behandlung zur Verschlimmerung führt, hätte ich diesen Schritt wohl ausgelassen. Die Erkenntnisse zu PMDS verändern sich. Diese Erkrankung ist immer noch »neu« in der Medizin und es gibt auch keine regelmäßigen Fortbildungen zu diesem Thema. Mein ganzes Wissen habe ich mir über Recherchen und eigene Erfahrungen angeeignet. Das fachliche Wissen stammt meist aus anderen Ländern und nicht aus Deutschland. Uns bleibt manchmal nur das Ausprobieren übrig, um zu wissen, was Linderung bringt und was nicht. Manchmal fühle ich mich wie eine Laborratte – und leider weiß man auch fast nie, ob das neue Medikament langfristige Schäden verursacht.

Drei Monate half mir die verschriebene Progesteron-Salbe. Diese Salbe musste ich mir jeden Tag unter die Achsel cremen. Das Monster wurde kleiner, die Aggressionen wurden weniger und ich hatte einen tollen Sommer mit meiner Familie. Ich fühlte mich zwischendurch wieder so leicht und unbeschwert – und das in der Pandemie.

Neues zu Sepranolon

Die Studie zum Medikament Sepranolon (Seite 40), die weitere Forschung zu PMDS und die ersten Ergebnisse waren für mich aus vielen Gründen immer noch ein großer Hoffnungsschimmer, da Sepranolon kein Experiment oder ein Nahrungsergänzungsmittel ist, sondern ein »echtes« Medikament für mein Gehirn, gegen dieses Monster PMDS und gegen so viele Symptome. In all der Zeit beobachtete ich, was Asarina Pharma Neues zu berichten hatte.

Aber wenige Monate später zerplatzte meine Hoffnung, als ich die Pressemitteilung von Asarina las. Dort wurde bekanntgegeben, dass die Studie als beendet erklärt wird, da Sepranolon allen Probanden zwar half, aber das Plazebo ähnlich positive Wirkungen erzielte. BÄMMMMM, das wars. Ein Medikament, das mich heilen sollte, darf es nicht geben, da es die Testreihe nicht bestanden hat.

Das einzig Gute an dieser Information ist, das Asarina weiter forscht, da Sepranolon auch bei Menstruationsmigräne erfolgreich eingesetzt wurde. Nun wird eine neue Studienreihe erarbeitet. Das Medikament existiert also weiterhin, wird vielleicht für andere Beschwerden zugelassen – und vielleicht irgendwann auch für die PMDS.

Zwischen 2018 und 2020 gab es zudem eine weitere Doppelblind-Studie zu Sepranolon. Mit Sepranolon wurden 192 Frauen in drei Gruppen mit zwei unterschiedlichen Dosierungen und einmal mit Plazebo behandelt. Diese Studie wurden von Menschen aus unterschiedlichen Ländern und in Zusammenarbeit mit Asarina Pharma durchgeführt. Die Patienten kamen aus zwölf europäischen Zentren und wurden unter strengen Voraussetzungen ausgesucht. Sie wurden mit Plazebo, Sepranolon 10 mg und Sepranolon 16 mg behandelt. Die Patienten erhielten während der 14 prämenstruellen Tage von drei aufeinanderfolgenden Menstruationszyklen alle 48 Stunden subkutan Sepranolon. »Die hier beschriebene Studie ist eine Erweiterung früherer Forschungen mit Sepranolon, um die Hypothese zu testen, dass Sepranolon bei der Reduzierung der PMDD-Symptome wirksamer ist als das Plazebo, vermutlich durch sepranoloninduzierte Hemmung oder Blockierung der Allopregnanolon-Wirkung am GABA-A-Rezeptor bei Frauen mit PMDD.«[14]

Interessant an dieser Studie waren wieder die Ausschlusskriterien: Die Probanden durften zum Beispiel in den letzten zwei Jahren nicht schwanger gewesen sein. Sie mussten mindestens einen »normalen« Zyklus nachweisen oder keine psychische oder schwere chronische Erkrankung haben. Das schließt viele PMDS-Betroffene bereits vorab aus.

»Die vorliegende Studie war eine Phase-II-Studie mit Sepranolon 10 mg und 16 mg als Lutealphasenbehandlung für PMDD in einem randomisierten, plazebokontrollierten Parallelgruppendesign. In der vorliegenden Studie mit dem vordefinierten Endpunkt, den fünf schlechtesten Tagen der späten Lutealphase, wurden die Distress-Scores durch die Behandlung mit Sepranolon im Vergleich zu Plazebo signifikant verbessert. Bei den anderen vordefinierten primären und sekundären Endpunkten konnte jedoch kein signifikanter Effekt gegenüber Plazebo verzeichnet werden.«[15]

Auch diese neuere Studie führte also nicht zu dem Erfolg, den sich so viele gewünscht hatten. Sie zeigt aber auch, dass die Forschung fortgeführt werden müsste und Sepranolon ein Mittel sein könnte, das Wirkung zeigt. Asarina Pharma kann sich derzeit keine weitere Studie für PMDS vorstellen, das wäre zu komplex und sie bräuchte Partner. Irgendwann kann Sepranolon vielleicht im Off-Labe-Use für Zyklusstörungen eingesetzt werden.

Dann ist es für mich wahrscheinlich zu spät, aber für Millionen Menschen weltweit nicht. PMDS ist keine seltene Erkrankung. Es ist eine heimtückische und schwere Erkrankung, die endlich mehr Beachtung braucht, besonders in Deutschland.

Migräne

Die neuen Informationen zu Sepranolon warfen mich mehr zurück, als ich wollte, und leider hielt diese Leichtigkeit, die ich im Sommer gefühlt hatte, nicht lange an. Meine Beschwerden waren weniger, aber urplötzlich bekam ich Migräne. Ich leide schon seit vielen Jahren an Migräne und wahrscheinlich auch an menstrueller Migräne, aber so schlimm war es noch nie. Migräne war für mich ein Übel, das ich immer mal hatte, aber bei Weitem nicht in dem Ausmaß. Ich bekam sie urplötzlich jeden Tag. Ich wachte mit Migräne auf und ging mit Migräne schlafen. Ich lebte von Schmerztabletten. Dazu kamen Sehstörungen, Übelkeit und Dauerschwindel. Ich konnte kein Auto mehr fahren, meine Kinder kaum versorgen und ich hatte Angst. Angst vor einem Tumor oder anderen Erkrankungen. Meine Ärztin und ich entschieden gemeinsam, die Progesteron-Salbe nicht mehr jeden Tag zu verwenden, um zu schauen, ob das etwas bewirkt.

Inzwischen waren mehrere Wochen mit unerträglicher Migräne und den Begleitsymptomen vergangen. Da die Sehstörungen mich so beeinträchtigten, dachte ich, es läge an den Augen und machte einen Termin in einer Augenklinik aus. Dort stellte sich heraus, dass es sich um eine hormonelle Augenmigräne handelte, die durch die Progesteron-Salbe ausgelöst wurde. Die Augenärztin nahm mir meine Ängste, da weder ein Tumor vorhanden, noch meine Sehkraft eingeschränkt war. Ich hätte sehr gute Augen für mein Alter. Sie riet mir, keinerlei hormonelle Mittel mehr zu nehmen, da die Sehstörungen sonst mit großer Wahrscheinlichkeit wiederkommen würden. Wir setzten die Salbe sofort ab und ich konnte es selbst kaum glauben: Eine Woche später waren die Migräne und all die anderen Beschwerden weg.

»Jüngste Studien zeigen, dass Menschen mit PMDD möglicherweise eine erhöhte Empfindlichkeit gegenüber diesem bestimmten Hormon (Progesteron) haben und eine erhöhte Aktivität im emotionalen Zentrum des Gehirns erfahren. Ähnlich wie manche Menschen Alkohol trinken und glücklich werden, während andere wütend und depressiv werden.«[16]

Eine nicht enden wollende Reise

Es ist mühselig, etwas zu bekämpfen, das dann immer neue Baustellen auslöst. Es ist anstrengend, immer und immer wieder nach etwas Bahnbrechendem zu suchen in dem Wissen, dass es eventuell nur wenige Wochen Erleichterung bringt oder aber alles verschlimmert.

Nach dem erneuten Desaster, das meinen Körper sehr schwächte, wollte ich erstmal nichts mehr sehen oder nehmen, aber so funktioniert die PMDS nicht. Sie schlägt sofort wieder zu. Der zusätzliche körperliche Stress triggert natürlich die PMDS. Aber wie soll man entspannt und glücklich bleiben, wenn nichts funktioniert, wie es funktionieren soll? Die psychischen Beschwerden wurden so extrem, dass ich mich gezwungenermaßen immer wieder auf die Suche begab und Neues ausprobierte. So war ich schon immer. Ich will Lösungen, ich will etwas nicht einfach hinnehmen und auf das Glück warten. Das kann aber auch Linderung verhindern. Es ist ein Wachstumsprozess, den ich und auch viele andere durchlaufen, und später ist man immer schlauer.

Ich könnte noch Dutzende Nahrungsergänzungsmittel aufzählen, aber am Ende müsst ihr alle euren eigenen Weg mit dieser Erkrankung gehen. Meine Reise dauert schon sehr lang, aber ich gebe natürlich nicht auf. Ich stand wieder am Anfang oder mittendrin. Der gefühlt tausendste Anfang von diesem Alptraum, der nicht enden will.

Die psychische Belastung durch die immer wiederkehrenden Enttäuschungen ist enorm. Die Corona-Pandemie tat ihr Übriges und ich merkte, dass die schlechten Tage wieder mehr wurden. Generell kamen in der Pandemie immer mehr Frauen auf mich zu, die mit der PMDS kämpften. Es zeigte sich auch deutlich, dass dieser Stress, die Mehrbelastung während der Isolation und die Ungewissheit die PMDS anfeuerten. Ich hatte mehr Gespräche mit Betroffenen als zu jeder anderen Zeit, das machte mein Herz zusätzlich schwer. Wie gern würde ich uns allen langfristig helfen.

Mel: Ich kenne mich selbst nicht mehr

Ich bin 33 Jahre alt. Wenn ich mich zurückerinnere, weiß ich nicht mehr exakt, wann ich das erste Mal meine Menstruation hatte. Eines aber weiß ich: Seitdem begleiten mich Monat für Monat – immer im selben Rhythmus – diese unerträglichen Beschwerden. Jede Zuversicht, jede Energie und Zufriedenheit schwinden ab der Mitte meines Zyklus. An ihre Stelle tritt eine andere Person. Ich erlebe eine regelrechte Wesensveränderung, die mit einer großen inneren Unruhe, Aggression im Wechsel mit tiefer Trauer, Depression, Unkonzentriertheit, Müdigkeit und Irrationalität einhergeht. Das Selbstbewusstsein sinkt auf den Tiefpunkt und ich fühle mich innerlich zerrissen. Alles um mich herum wird unerträglich und ich fühle mich in meiner eigenen Haut unwohl. So sehr, dass ich in dieser Situation manchmal nicht mehr den Sinn des Lebens sehen kann. Natürlich bin ich auch sonst im Alltag öfters mal Herausforderungen ausgesetzt, die die Emotionen und Launen beeinflussen. Doch dies ist nichts im Vergleich zu der PMDS.

Anfangs war es mir nicht so bewusst, dass dies alles mit der PMDS zusammenhängen könnte. Ich begann dann, ein Zyklustagebuch zu schreiben, mit Freundinnen genauer darüber zu sprechen und im Internet zu recherchieren. Mit der Zeit gewann ich mehr und mehr Informationen. Besuche bei meiner Frauenärztin oder bei einer Endokrinologin blieben leider erfolglos. Das Problem wurde nicht ernst genommen, es wurde als psychische Erkrankung oder eben als »die monatliche PMS, durch die jede Frau halt gehen muss« abgetan. Bis ich in einer Facebook- und einer WhatsApp-Gruppe auf andere Betroffene mit ähnlichen Beschwerden stieß, hatte ich das Gefühl, mit diesem Problem allein dazustehen.

DIE BESCHWERDEN BELASTEN JEDEN BEREICH MEINES LEBENS

Die Beziehung zu meinem Freund leidet unter meinen monatlichen Wutausbrüchen und der Zerstörungswut. Jeden Monat fange ich grundlos Streit mit ihm an, stelle die Beziehung in Frage, obwohl ich sonst glücklich bin. Ich bin dann oftmals kurz davor – oder schon dabei – meine Koffer zu packen und sehe alles nur noch negativ. Bei der Arbeit bin ich durcheinander, kann mich auf nichts konzentrieren, die Wut ergreift von mir Besitz, das Selbstbewusstsein schwindet, was sich im Umgang mit Kollegen, Kolleginnen und Vorgesetzten deutlich bemerkbar macht, und ich bringe kaum etwas Sinnvolles zustande. Was Freundschaften anbelangt, so vermeide ich in dieser Zeit Verabredungen. Ich fühle mich dann nicht mehr gesellschaftsfähig. Zudem habe ich Angst davor, Kinder zu bekommen, da ich nicht noch mehr Menschen belasten möchte und die PMDS nicht an meine Kinder weitergeben möchte. Denn, so sehr ich mich auch bemühe, ich schaffe es dann nicht, mich zusammenzureißen. Es bricht einfach aus mir heraus.

Am Ende, wenn die Periode dann endlich einsetzt, sehe ich Licht am Ende des Tunnels und außer zu Beginn ein bisschen Unterleibsschmerzen und Erschöpfung kann ich wieder meinen Routinen nachgehen und zuversichtlich sein. Bis dann ab der Zyklusmitte jede Hoffnung, die ich mir aufgebaut habe, erneut stirbt. So geht es Monat für Monat – ich wünsche es niemandem.

Im Rückblick ist mir klar geworden, dass meine Mutter ebenfalls PMDS gehabt haben muss. Ich habe unter den Wutausbrüchen meiner Mutter, die einmal im Monat besonders schlimm waren, jahrelang gelitten.

Hoffentlich rückt das Thema PMDS mehr in den Fokus, denn es gibt viele Frauen, die mit diesem Problem zu kämpfen haben.

Den Wunsch nach mehr Öffentlichkeit haben die meisten Betroffenen. Die ICD-Klassifizierung für PMDS war ein wichtiger Schritt, der uns allen Hoffnungen machte. Hoffnung dahingehend, dass die Fachärztinnen und Fachärzte in unserem Land sich nun mit dieser Erkrankung befassen und an Lösungen arbeiten.

Deutschland ist spät dran

Im Gegensatz zu Deutschland gibt es in anderen Ländern, besonders in Großbritannien, den USA, Kanada und auch Schweden seit Jahrzehnten Forschungen zu diesem Thema.

Die National Association for Premenstrual Dysphoric Disorder (NAPMDD) wurde 2013 von Amanda LaFleur und Sandi MacDonald in Boston gegründet. 2018 wurden sie umbenannt in International Association for Premenstrual Disorders (IAPMD), um ihren Fokus auf die Welt zu verdeutlichen und Menschen auf dem ganzen Globus helfen zu können, mit PMDS und auch PME zu leben. Die Mitarbeitenden konnten bereits einer halben Millionen Menschen aus 100 verschiedenen Ländern helfen, indem sie zuhören, vermitteln und Hoffnung schenken. Leider ist die IAPMD in Deutschland noch nicht vertreten, aber wir waren bereits in Kontakt und ich bin dort als Mentorin für Deutschland geführt. Zudem soll unser Verein (Seite 115) ein Pendant zur IAPMD werden, um Deutschland besser repräsentieren zu können.

Der englische Psychiater Henry Maudsley war seiner Zeit voraus und stellte als Erster im Jahr 1873 einen Zusammenhang zwischen Zyklus und bestimmten psychischen und körperlichen Beschwerden her. Er nannte es »menstrual madness«. Viele Jahre später wurde das Wort PMS geboren.[17]

Bei Recherchen habe ich herausgefunden, dass bereits 1987 im Magazin »Stress and Health« über die PMS geschrieben wurde. Dort wurde auch von einigen Prominenten aus früheren Jahrhunderten berichtet, die zu bestimmten Zeiten des Zyklus »auffälliges« Verhalten an den Tag legten.[18] Man kann daran deutlich sehen, dass die PMS und die damit verbundenen Symptome kein neumodischer Quatsch sind, sondern Jahrhunderte alt. Man sieht daran aber auch, dass es in Deutschland sehr wenig Informationen dazu gibt und auch sehr wenig Wissen seitens der Ärzte und Ärztinnen weitergegeben wird. Ich wünsche mir, dass wir uns ein Beispiel an Großbritannien oder an auch den USA nehmen, damit wir Betroffene uns nicht immer alles selbst erarbeiten müssen.

Dr. Judith Alder und Dr. Corinne Urech haben 2014 das Buch »Psychotherapie in der Frauenheilkunde« herausgebracht. Auch sie haben sich mit der Thematik PMS und PMDS beschäftigt. Erschreckend ist hierbei, dass 90 % aller Menschen im gebärfähigen Alter an PMS-Symptomen leiden.[19] Erst seit 2014 kann man mit viel Suchen einige Informationen auf Deutsch zu den Themen finden.

Die Beschwerden bei PMS sind meist etwas leichter und auch vor allem zeitlich kürzer als bei der PMDS, schränken aber dennoch den Alltag und das Leben allgemein ein. Wie die Heilpraktikerin Juliane Miorin-Bellermann im Interview sagt (Seite 60), ist das alles mit unserem Hormonsystem gekoppelt.

Ich könnte hier noch viele Beispiele aus anderen Ländern oder auch aus Deutschland aufzeigen, aber das macht unser Leid nicht besser. Sie alle zeigen aber Eines: Die PMDS ist so komplex, dass es viele Fehlinformationen gibt und auch viele standardisierte Prozedere. Frauen wie Juliane Miorin-Bellermann sind leider wie ein Sechser im Lotto und sehr selten.

Immer wieder, das stellt auch Juliane Miorin-Bellermann fest, wird die PMDS mit einer psychischen Erkrankung gleichgesetzt und immer wieder rennen wir von Fachmensch zu Fachmensch, um endlich Hilfe zu bekommen. Das nicht vorhandene Wissen in unserem Land macht es uns Betroffenen noch schwerer.

Hey, anderes Ich,

warum machst du mir immer alles kaputt, was mir Linderung gibt? Wieso machst du dir einen Spaß daraus, mir Hoffnung zu schenken, um sie dann mit der Abrissbirne von jetzt auf gleich völlig zu zerstören? Weißt du eigentlich, dass ich dich manchmal hasse? Hasse ich dadurch auch mich?

Keine Medikamente und keine Experimente mehr

Ich fand wieder neue Präparate wie Lady Passion®, hochdosierte Teesorten und ätherische Öle. Ich studierte Beipackzettel, die Wirkungen und Wechselwirkungen von Kräutern, Ölen und anderen Stoffen aus der Natur. Ich nahm sogar Gummibärchen für die Haare, die den Stoff Inositol enthalten, der auch bei Zyklusproblemen hilfreich ist. Mehrere Studien haben ergeben, das Inositol, ein vitaminähnlicher Stoff, den unser Körper selbst produziert, bei zusätzlicher Gabe als PCO-Therapie erfolgreich eingesetzt wird.[20] Außerdem habe ich Salben und Kompressionsstrümpfe gegen Wassereinlagerungen benutzt, fing mit Hula-Hoop an und machte nebenbei Yoga.

Aber ich habe die Nase voll von Medikamenten und Experimenten. Dieser zusätzliche Stress ist Gift für meinen Körper und meinen Geist. Ich war durcheinander und verlor immer wieder meine innere Mitte.

Meistens konnte ich die Erkrankung akzeptieren, aber nicht immer. Ich bin kein Roboter, sondern ein emotionaler Mensch. Ich habe zwei Kinder und einen aufreibenden Alltag. Jede Stimmung und jede Veränderung hat Einfluss auf mein Hormonsystem, aber natürlich besteht mein Leben nicht nur aus der PMDS. Ich habe wie jeder andere Mensch Spaß am Leben und genauso soll es auch sein.

Langsam tut sich was in Deutschland

Das Jahr 2020 war fast vorbei und ich war noch immer keinen Schritt weiter. Die Erkrankung zu akzeptieren, bedeutet nicht, dass man nicht doch nach Lösungen sucht. Die Hoffnung schlummert immer in einem. Wenn ich in einem Monat keine Lust mehr habe, Medikamente oder Nahrungsergänzungsmittel einzunehmen, kann das zwei Monate später schon wieder anders aussehen. Meine Recherchen hören niemals auf und so auch nicht die Versuche, etwas zu finden, das hilft. Die PMDS wurde seit über einem Jahr offiziell als biologische Erkrankung im ICD-11 geführt und dennoch fühlte sich die Realität nicht so an. Die meisten Fachkräfte können mit dem Namen PMDS nicht viel anfangen. Das bestätigten mir so viele Betroffene, die hilflos nach Antworten suchten. Auch wenn die ICD-Klassifizierung erst im Januar 2022 in Deutschland in Kraft trat, ist diese Erkrankung im internationalen Raum seit Jahren ein Thema. Einige Fachkräfte erklärten mir zudem, dass in Deutschland weiterhin nach ICD-10 gearbeitet wird, da die Übersetzungen viel Zeit in Anspruch nehmen.

Was mir immer wieder Mut machte, waren Anfragen von Fernseh- und Radiosendern sowie von Magazinen, denn das Thema kommt ganz langsam in der Gesellschaft an, auch wenn es in Deutschland für meinen Geschmack viel zu langsam geht. Zeitungsartikel, Radiobeiträge und auch wissenschaftliche Abhandlungen werden mehr. Das freut mich sehr, weil all das zur Enttabuisierung dieser Erkrankung beiträgt und auch ich mein Wissen immer wieder festigen kann. Die Inhalte vieler Artikel oder Beiträge sind leider oft einseitig und fehlerhaft, und vor allem stellen sie uns als Betroffene häufig in einem weniger guten Licht dar. Auch das bestärkte mich immer mehr, dieses Buch zu schreiben. Wir sind Menschen wie alle anderen, aber mit einer Erkrankung, die unser Leben auf den Kopf stellt. Wir brauchen Mitgefühl, Anerkennung und Hilfe und keine Schubladen.

Hey, anderes Ich,

so sehr ich dich hasse, muss ich dir danken. Du hast dafür gesorgt, dass ich dich nicht nur bekämpfe, sondern dass ich den Feind zu meinem Freund gemacht habe. Du hast dafür gesorgt, dass ich anderen Menschen helfen möchte und die PMDS als Lebensaufgabe angenommen habe.

Hilfe für Menschen mit PMDS

Juliane Miorin-Bellermann ist Heilpraktikerin mit Schwerpunkt Hormonsystem und Autorin. Sie widmet sich der hormonellen Gesundheit von Menschen und hat mit mir über die Erkrankung gesprochen.

Wann sind Sie das erste Mal mit PMDS in Kontakt gekommen?

PMS kennt Frau eigentlich immer, entweder an sich selbst oder im weiblichen Umfeld. Auf PMDS bin ich irgendwann im Rahmen meiner Arbeit gestoßen – aber wann? Das weiß ich leider nicht mehr.

In welchem Zustand kommen die Frauen zu Ihnen und was sind ihre Hauptprobleme?

Den meisten Frauen geht es sehr schlecht. Abgesehen davon, dass sie sehr unter PMDS leiden, sich erschöpft, überfordert und traurig fühlen, spüren sie, dass ihr Körper außer Rand und Band ist. Trotzdem wird PMDS immer wieder als psychisches Problem abgetan. Dabei sind Hormon-Dysbalancen häufige Auslöser bzw. zumindest an der Problematik massiv beteiligt.

Wie muss man Ihrer Meinung nach die PMDS angehen, um den Betroffenen helfen zu können?

Zunächst muss klar sein, wie es um den hormonellen Zustand der Frau bestellt ist. Dazu sollte man insbesondere eine ordentliche Laborbefundung der Steroidhormone und der Schilddrüsenhormone erheben. Daran angepasst erfolgt die individuell für diese Patientin und auf ihren Befund maßgeschneiderte Therapie.

Denken Sie, dass es eine Heilung für PMDS gibt und wo wäre da Ihr Ansatz?

Sicherlich kann es Heilung geben, jedenfalls eine Linderung der Beschwerden. Ob und in welchem Umfang dies erreicht werden kann, muss im Einzelfall gesehen werden. Die Prognose ist aus meiner Sicht jedoch gut.

Was muss passieren, damit Menschen mit Erkrankungen im Bereich Hormon-Brust-Uterus geholfen werden kann?

Ich denke, es ist wichtig, den Menschen die Funktionsweise des Hormonsystems näherzubringen. Dies beginnt bereits beim Verständnis für den weiblichen Zyklus, die Anwendung hormoneller Kontrazeptiva und sogar beim Wissen um das Hormonsystem des Mannes. Wenn wir verstehen können, dass an nahezu jedem körperlichen Vorgang das Hormonsystem beteiligt ist und überdies viele Faktoren einen Einfluss auf selbiges haben, wird klarer, weshalb Erkrankungen wie beispielsweise PMDS entstehen können.

Keine Entschuldigungen und keine Rechtfertigungen mehr

Wie Frau Miorin-Bellermann im Interview sagt, ist es wichtig, dass die Funktionsweise des Hormonsystems in der Bevölkerung besser bekannt wird. Dann haben es auch die PMDS-Betroffenen leichter.

Wegen der fehlenden fachlichen Kompetenz in diesem Bereich versuchen Betroffene, sich immer wieder zu erklären. Sie geraten dadurch in eine Rechtfertigungshaltung oder sogar in die Position, in der sie sich dafür entschuldigen, krank zu sein. Hätten sie Gebärmutterkrebs, könnte jeder Mensch damit etwas anfangen. Aber Probleme mit Hormonen und die sie begleitenden Alltagseinschränkungen sind nicht greifbar. Dass sie sich immer wieder erklären müssen, bringt Betroffene in eine defensive Haltung, die auch oft zum Schweigen führt. Das wiederum macht es schwer für sie, sich anderen Menschen anzuvertrauen.

In Deutschland muss sich zum Thema menstruelle Erkrankungen viel ändern. Die Betroffenen und die Fachmenschen müssen anfangen, zuerst über Kommunikation einen Weg zu finden, der das Leiden verkleinert und auf sozialer Ebene Verständnis bringt.

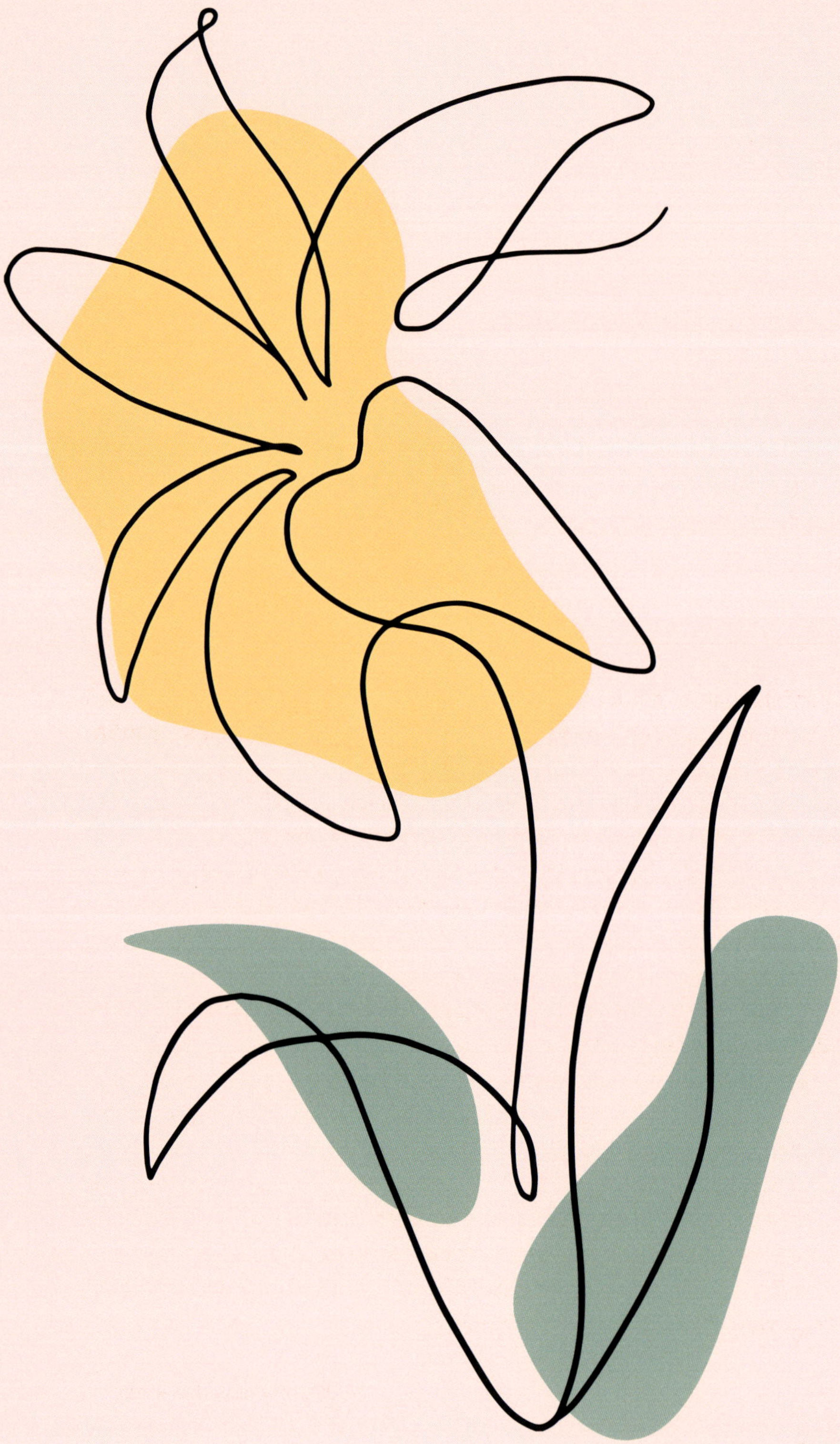

PMDS und Alternativmedizin

PMDS führt häufig zu körperlichen Einschränkungen und Problemen mit der Sexualität. Die Naturheilkunde kann manchmal ein wenig Linderung bringen.

Die vielen Jahre mit der Schulmedizin haben mich eines gelehrt: Es wird sehr selten über den eigenen Tellerrand geschaut, und es ist sehr mühselig, jedem neuen Fachmenschen alles zu erklären. Eine ganzheitliche Betrachtung fehlte mir so oft in meiner Diagnosen-Odyssee, und so beschäftigte ich mich immer mehr mit Alternativmedizin.

Ich halte rein gar nichts von Globuli, aber sehr viel von Naturheilkunde oder der Traditionellen Chinesischen Medizin (TCM). »Der Begriff Naturheilkunde bezeichnet ein Spektrum verschiedener Methoden, die die körpereigenen Fähigkeiten zur Selbstheilung (Spontanheilung) aktivieren sollen und die sich bevorzugt in der Natur vorkommender Mittel oder Reize bedienen.«[21]

Ich wünsche mir eine ganzheitliche Behandlung und kein Hin- und Herschicken. Menschen, die sich Hilfe gegen ihre Beschwerden suchen, werden sehr oft nicht komplex untersucht und es ist ein immenser Kraft-, Geld- und Zeitaufwand, die Betreuung zu finden, die man braucht. Zwar ist unser Gesundheitssystem sehr gut, aber oftmals nur bei offensichtlichen Erkrankungen oder Beschwerden wie zum Beispiel einem Arm- oder Beinbruch. Da wird das betroffene Körperteil geröntgt und man weiß, welche Behandlung notwendig ist.

Eine ganzheitliche Betrachtung ist immens wichtig

Über meine Funktion als Mentorin lernte ich Sabine Sischka kennen. Sie ist Heilpraktikerin aus Leidenschaft mit den Schwerpunkten Frauenheilkunde und Darmtherapie. Ihr Wunsch ist, dass das Wissen der Naturheilkunde weitergetragen wird und nicht verloren geht. Eine ganzheitliche Ergänzung zur Schulmedizin liegt ihr sehr am Herzen.

Sabine und ich arbeiten Hand in Hand, um anderen Betroffenen zu helfen, da der Marathon durch die Fachpraxen sehr kräftezehrend ist. Außerdem ist es sehr schwierig, überhaupt Hilfe zu bekommen. Für viele Betroffene ist der Gang in eine Praxis für Alternativmedizin ein Hilferuf, da die Schulmedizin keine Hilfe mehr gibt. Sabine sieht es als ihre Aufgabe an, beides zu verbinden, um ihren Klienten und Klientinnen die Behandlung zu geben, die sie brauchen.

Wann bist du das erste Mal auf PMDS bzw. PMS gestoßen?

Das erste Mal habe ich im Rahmen meiner Frauenheilkunde-Ausbildung bei Silke Uhlendahl von PMDS gehört. Dort habe ich gelernt, dass PMDS eine besondere Ausprägung des prämenstruellen Syndroms ist, die massiv die Lebensqualität beeinträchtigt. Man vermutet unter anderem eine erhöhte Hormonsensitivität im Gehirn.

In welchem Zustand kommen die Frauen zu dir und was haben sie bis dahin schon erlebt?

Ich erlebe, dass Frauen sehr lange still leiden, bis sie den Mut aufbringen, sich zu öffnen und aktiv Hilfe zu suchen. Wir leben in einer Leistungsgesellschaft, in der psychische Probleme leider immer noch ein großes Stigma sind – wir Frauen wollen funktionieren und es fällt uns häufig sehr schwer, Schwäche zu zeigen. Je nach Frauentyp und Auftreten werden dann die Probleme von ärztlicher Seite entweder nicht richtig ernst genommen und heruntergespielt oder sehr schnell starke Arzneimittel verschrieben. Die individuelle

Situation der Frau bleibt davon unberücksichtigt und eine Ursachenforschung findet dabei regelmäßig nicht statt. Die Verordnung eines Antidepressivums ist selten das, was die Frauen sich wünschen und sie zufrieden die Arztpraxis verlassen lässt.

Einige suchen Hilfe und Antworten in Selbsthilfegruppen in sozialen Netzwerken im Internet. Dort gibt es zwar eine Fülle von Tipps, es fehlt jedoch meist an medizinisch notwendigem fundiertem Fachwissen. Deshalb sind diese Tipps häufig nicht zielführend, im schlimmsten Fall sogar kontraproduktiv.

Bis die Frauen dann die Entscheidung treffen, eine Naturheilpraxis aufzusuchen, haben sie meist schon einen langen Leidensweg hinter sich. Häufig erlebe ich, dass die Frauen vieles in Eigenregie ausprobiert haben, aber selten eine Hormondiagnostik stattfand und alle Therapieoptionen in ein vernünftiges Gesamtkonzept eingebunden wurden. Die Frauen sind dann sehr dankbar, wenn sie mit all ihren Problemen, Sorgen und Ängsten ernst genommen und gehört werden und sie ein ganzheitliches Therapiekonzept an die Hand bekommen.

Was hilft Betroffenen mit hormonellen Erkrankungen wie PMDS und was bietest du ihnen an?

Zunächst hilft es meiner Meinung nach schon, sich als Therapeutin Zeit zu nehmen, zuzuhören und die individuelle Situation der Frau anzuschauen. PMDS hat nicht nur eine große Vielfalt an Symptomen, sondern auch eine große Bandbreite möglicher Ursachen.

Es ist mein Anliegen, jede Frau individuell anzuschauen: Welchen Belastungen ist sie in ihrem Alltag ausgesetzt, im Beruf, in der Partnerschaft, in familiärer Verantwortung? Muss sie sich um Kinder kümmern oder gibt es vielleicht noch zu pflegende Angehörige? Welchem Stress ist sie ausgesetzt und wie kann sie damit umgehen? Wie ist ihr Lebensstil in Bezug auf Ernährung, Genussgifte, Umweltschadstoffe? Wie ist ihre Konstitution?

Wie sieht ihr Lebensrhythmus aus – gibt es Phasen der Entspannung, des Rückzugs, bekommt sie ausreichend Schlaf? All das kann eine große Rolle bei der Ursachenfindung und in der Behandlung spielen und sollte dringend angeschaut werden.

Als Nächstes ist mir in der Diagnostik eine Hormonbestimmung sehr wichtig, denn jegliche Beeinflussung des empfindlichen Hormonhaushalts sollte nur nach der entsprechenden Labordiagnostik erfolgen. Ich bediene mich hierzu der Speichelhormondiagnostik, durch die sehr zuverlässig die Menge und Verhältnisse der Hormone zueinander bestimmt werden können. Schließlich ist mein Ziel, den Körper durch möglichst kleine Impulse dazu anzuregen, selbst die nötigen Hormone wieder zu produzieren. Wenn ein ausgeprägter Mangel vorliegt, ist eine Hormonsubstitution manchmal unumgänglich. Das Ziel sollte jedoch immer sein, dass der Körper sich selbst wieder reguliert. Wir haben dazu in der Naturheilkunde eine Fülle von pflanzlichen Mitteln, die wir einsetzen können.

Kann PMDS ausschließlich über die Naturheilkunde behandelt werden oder ist eine Symbiose aus vielen Fachbereichen vorteilhafter?

Ich würde mir eine bessere Zusammenarbeit von Schulmedizin und Naturheilkunde wünschen. Beide Bereiche können sich wunderbar ergänzen. Ich bin eine große Verfechterin der Komplementärmedizin – also eine ergänzende, nicht alternative Medizin.

Da die Endokrinologie kein Pflichtfach in der gynäkologischen Facharztausbildung ist, empfehle ich Betroffenen, sich gezielt an Ärztinnen oder Heilpraktiker zu wenden, die speziell in diesem Bereich ausgebildet sind. Je nach Zustand der Patientin sollte idealerweise ein interdisziplinärer Austausch stattfinden – manchmal mag die Verordnung eines Antidepressivums oder einer begleitenden Psychotherapie unumgänglich sein. Das gemeinsame Ziel sollte die Patientin und eine Besserung ihrer Beschwerden sein.

In der Behandlung von PMDS sowie allen Erkrankungen, denen ein hormonelles Ungleichgewicht zugrunde liegen kann, ist es elementar wichtig, nicht nur die Geschlechtshormone (Progesteron/Östrogen) zu betrachten, sondern auch die anderen Hormonachsen des Körpers: Sowohl Schilddrüsen- als auch Nebennierenhormone stehen in direktem Zusammenhang mit den Geschlechtshormonen. In der Naturheilpraxis versuchen wir, ein ganzheitliches Bild zu gewinnen – im Idealfall in Kooperation mit den behandelnden Schulmedizinern.

Wie sieht deine Behandlung in diesem Bereich aus?

Ich führe ein ausführliches Anamnesegespräch, gebe gegebenenfalls eine Labordiagnostik in Auftrag und erstelle dann einen individuellen Therapieplan.

Zum Einsatz kommen vor allem phytotherapeutische Mittel – als Tee, Tinktur oder beispielsweise aus dem Bereich der Gemmotherapie (Extrakte aus Knospen). Dabei versuche ich, die Vorlieben der Patientin zu berücksichtigen – nicht jede Frau möchte eine Teekur durchführen – dann wähle ich andere Arzneimittel aus. Auch mit der Komplexmittelhomöopathie habe ich sehr gute Erfahrungen gemacht. In der Hormontherapie geht Stimulation vor Substitution – dies erreiche ich mit sehr niedrig dosierten Hormoncremes. Begleitend werden auch Leber und Darm in die Therapie miteinbezogen, da sie eine ganz wesentliche Rolle in der Grundregulation und Hormonsynthese des Körpers spielen.

Wichtig ist mir ein umfassendes und ganzheitliches Konzept für die Patientinnen, das nicht nur die Einnahme von verschiedenen Arzneimitteln vorsieht, sondern auch Ernährung und Lebensweise miteinbezieht. Wir müssen immer darüber sprechen, wo die Patientin für Entlastung im Alltag sorgen kann und auf welchem Weg sie sich stärken kann. Wo kann sie sich Freiräume schaffen, was gibt ihr Kraft und Stärke im Alltag?

Abschließend möchte ich den Einsatz der Aromatherapie besonders erwähnen. Ich kenne keine Behandlungsform, die so schnelle Hilfe im psychischen Befinden geben kann. Gut gewählte ätherische Öle in therapeutischer Anwendung und Dosierung nehmen nachweislich Einfluss auf Hormone und Neurotransmitter. Meine Patientinnen schätzen diese Therapieform sehr.

Ich hoffe, dass ich einen Eindruck davon vermitteln konnte, welche Fülle an Therapieoptionen die naturheilkundliche Praxis bietet. Ich möchte allen Frauen, die unter den Folgen eines hormonellen Ungleichgewichtes leiden, Mut machen, sich Hilfe zu suchen. Diese Beschwerden müssen nicht erduldet werden und gehören nicht zwangsläufig zum Frausein dazu. Nehmt sie ernst und euch selbst wichtig!

Bei vielen Beschwerden und ganz besonders auch bei hormonellen oder Autoimmun-Erkrankungen ist es sehr wichtig, den ganzen Körper zu betrachten. Nichts sehnlicher als das wünschen sich die Betroffenen. Kompetenzzentren für neuroendokrinologische Erkrankungen wären ein riesiger Fortschritt für die Hormon-Brust-Uterus-Gesundheit.

PMDS und körperliche Einschränkungen

Fast 90% der gebärfähigen Menschen leiden an PMS und etwa 5–8% an PMDS. Wir heben immer deutlich die psychischen Beschwerden hervor, da sie meist den größten Einfluss auf unser alltägliches Leben haben, aber die körperlichen Beschwerden sollte man nicht außer Acht lassen. Diese doppelte Belastung führt dazu, dass sich Betroffene kaum regenerieren können.

Unser Körper leistet viel während eines Zyklus. Das Immunsystem ist in der ersten Zyklushälfte stark, da im Normalfall das Hormon Östrogen einen Höchstwert hat und unseren Körper schützen möchte. Mit Beginn des Eisprungs fallen die Östrogenwerte und das Progesteron steigt. Somit wird unser Immunsystem heruntergefahren. Das ist eine normale Reaktion, da unser Körper befruchtete Eizellen beschützen möchte. Gegen Ende des Zyklus fallen beide Hormone extrem ab und unser Immunsystem wird deutlich geschwächt. Viele Frauen fühlen sich krank und so, als wüte ein Infekt in ihrem Körper. Viele weitere Betroffene leiden unter Migräne, Völlegefühl, Wassereinlagerungen und einer sehr empfindlichen Brust. Diese Schmerzen sind oftmals unerträglich und neben den zusätzlichen, psychischen Beschwerden ein Alptraum.

Wenn jemand eine Grippe hat, legt er sich ins Bett und kuriert sich im besten Fall aus. Wenn wir Betroffenen dutzende Symptome aufgrund unserer Krankheit haben, können wir nicht nach einer Krankmeldung fragen. Wir haben leider nicht immer die Möglichkeit, uns auszukurieren, weil wir sonst jeden Monat zwei oder mehr Wochen nicht mehr am Leben teilnehmen könnten. Wenn die Menstruation dann einsetzt, haben viele Betroffene eine unglaublich starke Blutung, niedrigen Blutdruck und weiterhin infektartige Symptome. Meist ab dem 4. Zyklustag geht es langsam bergauf und wir fühlen uns stark und gesund.

Wenn man sich nun überlegt, dass wir das genauso jahrzehntelang durchleiden, fragt man sich, wieso in allen Lebensbereichen so wenig Rücksicht auf Menschen im gebärfähigen Alter genommen wird. Wir leiden meist leise, da unsere Erkrankung für Außenstehende unsichtbar und nicht der Rede wert ist. Dieses Leiden macht aber einen stressfreien Alltag oft sehr schwer. Hier wäre eine gesellschaftliche Akzeptanz wichtig, um auch genesen zu können.

Zusätzlich haben Mütter, die sehr oft aufgrund ihrer Schwangerschaften vermehrt an PMS- und auch an PMDS-Symptomen leiden, nochmal einen anderen Stresslevel in ihrem Alltag, den man nicht außer Acht lassen darf. »Wir sind auch als Mütter vor allem Menschen und müssen auf die Erfüllung unserer Bedürfnisse achten.«[22] Die Bedürfnisse von Müttern werden aber aufgrund der Strukturen oft nicht gesehen. Sie werden glorifiziert und sollen alles schaffen, denn immerhin wollten sie ja Kinder. Dies führt zu noch mehr Unsichtbarkeit der Erkrankung, denn als Mutter darfst du nicht krank sein.

Shiva: Mein Leben hat sich durch die PMDS stark verändert

Mit 11 bekam ich eines Nachmittags, nachdem ich Spaghetti gegessen hatte, meine Periode. Nichts ahnend schrie ich nach meiner Mutter, bekam aber von meinem Vater die Antwort: »Nicht jetzt.« Schließlich kam meine Mutter dann doch, umarmte mich und ich wusste gar nicht, was das alles sollte. Wieso blutete ich plötzlich da unten? Hatte ich mich verletzt? Niemand klärte mich wirklich auf. In der Schule hatten wir nur über Penisse und Vulven gesprochen, aber nicht über Blutungen in dem Bereich.

Mit etwa 15 Jahren nahm mich meine Mutter mit zu ihrem Frauenarzt, weil ihr aufgefallen war, dass ich immer vor der Periode sehr aggressiv wurde. Der Arzt verschrieb mir die Pille Valette® und ich erzählte es ganz stolz meinen Freundinnen. Die Pille nahm ich sechs Jahre lang und setzte sie eines Tages dann auch ohne Probleme wieder ab.

Im August 2010, zwei Monate nach meinem 28. Geburtstag, hatte ich an einem heißen Sommertag plötzlich starkes Herzrasen, Schwindel und Atemnot. Im Krankenhaus wurden keine organischen Ursachen festgestellt, es sagte mir aber auch niemand, dass es die Psyche sein könnte. Eine Woche später ging es mir wieder blendend und ich nahm wieder am Leben teil. Etwa drei Wochen später ging das gleiche Spiel von vorne los, diesmal vermutete meine Mutter, dass es mit meiner Periode zusammenhängen könnte und brachte mich zu ihrem Heilpraktiker. Er drückte mir drei verschiedene Globuli in die Hand und sagte: »Sie haben in den letzten Jahren zu viel Antibiotika genommen.«

Ich war völlig verzweifelt, müde, appetitlos. Was stimmt nicht mit mir? Habe ich einen Hirntumor? Was passiert mit mir? Sicher werde ich früh sterben. So schleppte ich mich Tag um Tag zur Arbeit. Es vergingen drei Wochen und nun war es so schlimm, dass ich das erste Mal in meinem Leben Suizidgedanken hatte. Meine Hände kribbelten, alles drehte sich, ich hatte Angst zu sterben und mein Puls war sehr hoch.

KLINIK- UND PSYCHIATRIE-AUFENTHALTE

Mein Cousin, der Arzt ist, holte mich ein ganzes Wochenende zu sich in die Privatklinik und erzählte mir, dass ich wahrscheinlich Panikattacken hätte und diese durch verschiedene Faktoren wie Stress, Hormonschwankungen usw. entstehen könnten. Ich blieb zwei Nächte zur Beobachtung dort und ging wieder nach Hause.

Drei Wochen später wurde ich von meinem Freund und meiner Freundin in die Psychiatrie gebracht und sollte dort sechs Wochen bleiben. Meine Eltern schrien am Telefon, alle mir nahestehenden Menschen hatten Angst, dass ich mit Medikamenten vollgepumpt würde und da nie wieder heil rauskäme.

Als ich am nächsten Tag bei der Visite erzählte, dass mein Cousin mich darauf aufmerksam gemachte hätte, dass bei Frauen Stress und Hormonschwankungen zu solchen Symptomen führen könnten, wurde ich ausgelacht und es hieß nur: »Sie haben eine

Depression und eine Panikstörung. Wir behandeln hier mit Medikamenten und einmal in der Woche haben Sie eine Gesprächstherapie. Ergotherapie, Badminton, Schwimmen, Kunsttherapie, Musiktherapie, Meditation, Akupunktur, Genussgruppe, Angst- und Depressionsgruppe kamen noch dazu.

Nach vier Tagen in der Klinik fing ich an, die Medikamente zu nehmen (Sertralin, ein Serotonin-Wiederaufnahmehemmer). Alle Nebenwirkungen, die man nur haben kann, hatte ich. Ich wurde nicht ausführlich über die Nebenwirkungen aufgeklärt und so vergingen Tage und Wochen, in denen ich mich schlecht fühlte und nicht, wie von den Ärzten versprochen, besser. Als ich aus der Klinik entlassen wurde, ging es mir immer noch nicht besser.

NIEMAND NIMMT MICH WIRKLICH ERNST

So ging ich auf die Suche und fand schließlich einen Endokrinologen. Nach sechs Monaten voller Vorfreude auf meinen lang ersehnten Termin saß ich vor dem Arzt und er nahm mich nicht ernst. Er sagte: »Alles im Normbereich, nichts Auffälliges, nur die Zuckerwerte sind leicht erhöht. Sie müssen aufhören, Zucker zu konsumieren.«

Mir ging es alle drei Wochen immer wieder schlecht, nicht so sehr wie vor der Antidepressiva-Einnahme, aber ich war im Alltag extrem eingeschränkt. So saß ich eines Tages bei einem Prof. Prof. Dr. med. und bevor er mir Blut abnahm, fragte er: »Was erhoffen Sie sich von mir?« Er legte mir Utrogest (Progesteron) hin und sagte: »Nehmen Sie eine Kapsel am Tag.« Ich war so enttäuscht und widersprach: »Sie haben mir kein Blut abgenommen, wie können Sie wissen, dass mir etwas fehlt?« – Und ich musste mir anhören: »Sind Sie der Arzt oder ich?«

Wieder ging ich frustriert nach Hause. Ich hatte mir aber in der Zwischenzeit sehr viel Wissen angeeignet und mir auch eine Perioden-App heruntergeladen. So konnte ich erkennen, dass es immer wieder die gleiche Zeit war, in der es mir schlechter ging. Im Internet las ich, dass ich drei Monate lang alles notieren solle und das dann dem Frauenarzt vorlegen könne. Es handele sich um PMS-Beschwerden und der Arzt würde mir dann helfen.

Pustekuchen, keiner der Ärzte, die ich aufsuchte, wussten über irgendetwas Bescheid. Alles hat eine psychische Ursache, bekam ich immer wieder zu hören. »Hören Sie auf, von Arzt zu Arzt zu springen, ist ja furchtbar« sagte die letzte Frauenärztin und dann brach ich in Tränen aus. Ich schrie sie an, dass im Internet alles erklärt sei. »Warum stellen Sie mich als blöd hin? Ich bemerke doch seit Jahren, dass es mir immer zur gleichen Zeit schlecht geht.« Da lächelte sie nur mitfühlend und sagte: »Wir Frauen müssen da alle durch, einige haben mehr und die anderen weniger zu kämpfen.« Wieder hatte mir keiner geholfen.

Deshalb fing ich an, mich in Arbeit zu stürzen. Ich arbeitete teilweise 14 bis 15 Stunden am Tag, schlief wenig und aß sehr viel Fastfood. Zwei Wochen im Monat ging es mir gut und zwei Wochen schlecht. Ich musste mich irgendwie damit abfinden. So fing ich an, Yoga und Meditationsübungen zu machen und ging abends noch laufen. Völlig erschöpft fiel ich jahrelang ins Bett.

2015 versuchte ich, meine Antidepressiva abzusetzen und landete wieder in der Klinik. Ich verlor meinen Job und es hieß, die Depressionen sind zurück. Ich konnte aber in meiner Perioden-App erkennen, dass es wie immer die Zeit vor der Periode war. Aber niemand in der Klinik nahm es ernst.

EIN UNENDLICHER TEUFELSKREIS

Seitdem habe ich etliche Arztbesuche hinter mir, 10 000 Euro für Therapien und Hormone, Nahrungsergänzungsmittel und vieles andere ausgegeben. Keiner kann helfen. Nichts hilft. Sport, Ernährung, Meditation und alles, was zu einem gesunden Lifestyle gehört, helfen mir nicht so, wie sie sollten. Mein Zyklus ist zu einem Teufelskreis geworden, der nicht aufhört. Was ich besonders schlimm finde ist, dass Ärztinnen und Ärzte mich nicht ernst nehmen. Viele wissen nicht einmal, dass PMDS eine anerkannte Erkrankung ist und dass es im ICD eine Bezeichnung dafür gibt. Mein Leben ist kein lebenswertes Leben mehr. Es sollten mehr Studien zu dieser Krankheit gemacht werden. Es gibt viele Menschen da draußen, die sich im Stich gelassen fühlen.

Das Gefühl, im Stich gelassen zu werden, kenne ich zu gut. Ich kann die Ärztinnen und Ärzte gar nicht mehr zählen, bei denen ich war. Böse Zungen behaupten, dass man eben so lange weitersucht, bis ein Fachmensch gefunden ist, der einem nach dem Mund redet. Andere konfrontieren uns auch immer wieder mit Aussagen wie: »Wozu braucht ihr eine Diagnose? Das ist ein Wort und macht nicht gesund.« Oder: »Akzeptieren Sie doch, dass Sie eine Frau sind, diese Beschwerden gehören zum Frausein dazu.«

Auch, dass wir nur noch für diese Erkrankung leben und keine anderen Themen mehr haben, kennen die meisten Betroffenen nur zu gut. Diese verbalen Verletzungen brennen sich tief ein und führen auch oft dazu, dass Betroffene gar nicht mehr zum Arzt gehen, sondern ganz allein leiden oder Medikamente ohne Abstimmung schlucken, die das Leiden gegebenenfalls schlimmer machen.

Ich kann nur immer wieder allen Betroffenen sagen, dass sie nicht allein sind und auch nicht allein leiden müssen. Der Weg ist steinig, aber wir sorgen dafür, dass dieses Stigma verschwindet und man uns ernst nimmt.

PMDS und Hashimoto

Ich leide, seit ich sechs Jahre alt bin, an einer Schilddrüsenunterfunktion, die seit jeher mit dem Medikament L-Thyroxin behandelt wird. Regelmäßige Kontrollen stehen seit Jahrzehnten auf meiner Tagesordnung.

Im Jahr 2021 merkte ich eine starke Veränderung meiner Schilddrüse. Ich hatte Herzrasen, war dauererschöpft, depressiv, hatte Haarausfall, nahm unglaublich schnell zu und hatte Druckbeschwerden im Bereich der Schilddrüse. Ich ging sogar in die Notaufnahme, da ich dachte, ich werde ohnmächtig. Dort wurde meine Schilddrüse erneut untersucht und nichts festgestellt.

Meine Beschwerden wurden immer umfangreicher und ich bekam über die kassenärztliche Vereinigung erneut einen Termin bei einem Endokrinologen mit dem Verdacht auf Hashimoto-Thyreoiditis. Viele Untersuchungen wurden gemacht und die Diagnose Hashimoto bestätigt. Hashimoto-Thyreoiditis ist eine Autoimmun- und systemische Erkrankung der Schilddrüse, die aber den ganzen Körper betrifft. Es gibt viele Ursachen, zum Beispiel mit dem weiblichen Geschlecht verbundene Hormonschwankungen, Nährstoffmängel, Schwangerschaften oder starker körperlicher und psychischer Stress.

Der Endokrinologe erhöhte mein Schilddrüsenhormon und meinte, das haben viele und sie können gut damit leben. Da war sie wieder, diese völlig einseitige und standardisierte Betrachtung, die mich aber nicht mehr schockte. Ich wusste was zu tun war.

Ich fing an, mich zu dieser umfangreichen Erkrankung zu informieren und mit Betroffenen aus dem Bereich zu sprechen. Und siehe da: So einfach lässt es sich damit nicht leben – und viele meiner Beschwerden sind darauf zurückzuführen. Auch habe ich von vielen PMDS-Betroffenen erfahren, dass sie ebenfalls an Hashimoto erkrankt sind. Immer stellt man sich die Frage: Was war zuerst da und was beeinflusst was?

Ich glaube, hier findet man selten eine zufriedenstellende Antwort. Aber inzwischen weiß ich, dass mein Leben, so wie ich es gelebt habe, nicht weiter funktionieren wird. Ich habe mich schon viele Jahre lang durch die PMDS mit Themen wie Nahrungsmittel, Nährstoffen und Stress befasst und hier Veränderungen vorgenommen.

Eine Ernährungsumstellung kann helfen

Ich gebe aber auch zu, dass ich ein Genussmensch bin. Ich esse zum Beispiel leidenschaftlich gern das, auf das ich gerade Hunger habe. Ich ernährte mich gesund, aber nicht so, dass es wirklich langfristig gut für mein Befinden war. Ein paar Nahrungsergänzungsmittel reichen eben nicht aus.

Eine komplette und viel konsequentere Ernährungsumstellung stand auf dem Plan, da sowohl beim PCO-Syndrom, der PMDS als auch bei Hashimoto viele Lebensmittel Entzündungen hervorrufen. Außerdem führt der Mangel an Nährstoffen dazu, dass die Symptome mehr und länger anhaltend werden.

Viele Symptome sind PMDS-Symptomen ähnlich. Demnach sind diese beiden Erkrankungen stark miteinander verbunden. »Die Schilddrüse hat Rezeptoren für Östrogen. (…) Zudem reagiert das Ovar (Eierstock) auf eine Schilddrüsenunterfunktion mit einer Steigerung der Östrogenproduktion, um mit dem Östrogen die Schilddrüse wieder zu einer besseren Funktion anzuregen. (...) Dies ist einer der Gründe, warum viele von Hashimoto-Thyreoiditis Betroffene rund um den Eisprung besonders starke Symptome (...) haben.«[23]

Obwohl es klinisch nicht bewiesen ist, vermuten viele Alternativmediziner, dass eine Östrogendominanz eine Mit-Ursache für die PMDS ist, und so schließt sich der Kreis dieser beiden Erkrankungen.

In der Behandlung wird dann oftmals versucht, über die Gabe von Progesteron dieser Dominanz gegenzusteuern. Viele Betroffene berichten aber von einer Verschlimmerung der Symptome. Deshalb wird meist nicht dazu geraten, PMDS-Betroffenen Progesteron oder andere hormonelle Medikamente zu verabreichen.[24]

Dadurch wurde mir wieder bewusst, wie viele Fehlentscheidungen ich und auch Ärzte und Ärztinnen getroffen haben – und das deshalb, weil die PMDS so unbekannt in Deutschland ist, aber auch, weil Forschung nie abgeschlossen ist. Vor allem wusste ich, wieso ich das bioidentische Progesteron nur so kurzzeitig vertragen hatte und die schwere Augenmigräne daraus entstanden war. Hinterher hat man diese Informationen, aber genau das sollte nicht passieren, um Betroffenen ihren Alltag nicht noch schwerer zu machen.

Hashimoto sorgt dafür, dass mein Immunsystem im Dauereinsatz ist. Die ersten Schritte, um das Immunsystem zu entlasten, ist der Verzicht auf gewisse Lebensmittel wie Gluten, Zucker und Kuhmilchprodukte. Ich schreibe bewusst Verzicht, obwohl es langfristig ein Geschenk für meinen Körper ist. Seit Jahren schon trinke ich ausschließlich Pflanzenmilch und esse sehr selten Fleisch, aber das reichte für meinen Körper nicht.

Wieso ist eine Ernährungsumstellung so wichtig?

Alle Getreidearten enthalten Gluten und Lektine, die negative Auswirkungen auf unser Hormon- und Immunsystem haben. Dasselbe gilt für das Alpha-1-Casein in Kuhmilch. Alle diese Stoffe führen zu einem undichten Darm.

Die Darmgesundheit steht nicht nur bei Hashimoto ganz oben, denn wenn der Darm nicht richtig funktioniert, können auch Nährstoffe nicht gut aufgenommen werden. Nun ist es meine Aufgabe, meinen Körper heilen zu lassen, in der Hoffnung, auch die PMDS damit zu beruhigen. Hashimoto ist eine ganz andere Baustelle, aber in diesem Buch geht es um die PMDS und ich empfehle allen Hashimoto-Betroffenen, sich gute Endokrinologen und Profis auf diesem Gebiet zu suchen.

Mir hilft die Ernährungsumstellung, meinen Körper wieder neu kennenzulernen. Inzwischen sehe ich die Diagnose Hashimoto-Thyreoiditis als Chance und nicht mehr als Fluch. So geht es mir mit allen Erkrankungen, die ich im Laufe meines Lebens bekommen habe. Akzeptanz ist ein großer Schritt in die richtige Richtung, auch wenn sie die Beschwerden und die Erkrankungen nicht verschwinden lässt. Natürlich war mir bewusst, dass auch bei der PMDS eine Umstellung essenziell ist. Jedoch verursachen sowohl die PMDS als auch Hashimoto extreme Heißhunger-Attacken auf Süßes und Ungesundes, und ich wurde sehr oft schwach. Schwach in dem Sinne, dass ich nachgegeben habe und nicht so konsequent war, wie ich es mir selbst gewünscht hätte.

Essen ist für mich eine Leidenschaft und ich musste mich neu damit identifizieren. Leidenschaft kann es dennoch bleiben, da ich meinem Körper viel Gutes damit tue. Ich ernähre mich inzwischen fast ausschließlich vegetarisch bzw. vegan. Ich verzichte vollständig auf Kuhmilch-Produkte aller Art. Ich esse bis auf wenige Ausnahmen nur glutenfrei und auch größtenteils zuckerfrei. Der Anfang war schwer, aber ich merkte in kurzer Zeit eine deutliche Verbesserung meines Allgemeinzustandes. Deshalb habe ich der Hashimoto-Diagnose viel zu verdanken. Dadurch achte ich wieder viel mehr auf mich, auf meinen Körper genauso wie auf meinen Geist.

Die Ernährungsumstellung ist für mich einen Versuch wert, denn unsere Ernährung hat mehr Einfluss auf die Prozesse in unserem Körper, als wir manchmal glauben. Ich spreche hier nicht von Diäten, sondern von einem bewussten Auseinandersetzen mit Lebensmitteln und dem, was diese im Körper verursachen können. Außerdem habe ich sehr viel über Nährstoffe in Lebensmitteln gelernt.

PMDS und Sexualität

Die Sexualität ist wahrscheinlich für fast jeden Menschen ein wichtiges, privates und intimes Thema. Für Betroffene von hormonellen Erkrankungen bekommt es aber nochmal eine sehr viel gravierendere Bedeutung.

Das sexuelle Verlangen und Begehren, auch Libido genannt, ist eine wichtige »Funktion« bei uns Menschen. Die Libido wird oft »einem körperlichen Verlangen gleichgesetzt, das ähnlich wie Hunger und Durst nach regelmäßiger Befriedigung verlangt«.[25] Für mich ist Sex etwas Schönes, Intimes und Unabdingbares.

Es gibt eine Vielzahl an Medikamenten, Hormonschwankungen oder auch Erkrankungen, die einen Libidoverlust verursachen können. Hierbei muss unterschieden werden zwischen dem tatsächlichen chronischen Problem der sexuellen Unlust und der »normal« schwankenden Unlust. Ein Libidoverlust per Definition ist eine andauernde »krankhafte« sexuelle Unlust, die behandelt werden müsste, um zu verschwinden.[26]

MÖGLICHE URSACHEN FÜR EINEN LIBIDO-VERLUST:

- Schwangerschaft/Geburt
- Wechseljahre
- psychische Erkrankungen
- Testosteronmangel
- Medikamente
- körperliche Erkrankungen, zum Beispiel Schilddrüse, Herz, Leber und auch Nieren
- Stress
- Hormonschwankungen

Leider berichten viele PMDS-Erkrankte von genau diesem Libidoverlust, was nicht verwunderlich ist. Der körperliche und psychische Stress sind wichtige Ursachen, aber auch die hormonellen Schwankungen können zu einem chronischen Verlust der Libido führen. Die American Psychiatric Association hat hierzu Symptome definiert, die in der »Diagnostic and Statistical Manual of Mental Disorders« (DSM-5) manifestiert wurden.[27]

Viele PMDS-Betroffene haben entweder von heute auf morgen oder auch schleichend keine Lust mehr auf sexuellen Kontakt mit ihrem Partner oder im Allgemeinen. Natürlich gibt es auch Menschen, die nie ein großes sexuelles Verlangen haben. Aber in Gesprächen mit vielen Betroffenen habe ich erfahren, dass für die meisten Sex immer allgegenwärtig und auch erfüllend war. Wenn dann urplötzlich diese Lust verschwindet, kommt ein neues Symptom zu den vielen Symptomen dazu. Der eigene Körper wird einem fremd und auch die Beziehung zu ihm kommt ins Schwanken.

Man hinterfragt die Beziehung zum Partner oder allgemein zur sexuellen Orientierung. Die meisten wissen auch nicht, dass es sich um eine chronische Unlust handelt. Vielleicht bespricht man dieses Tabu noch mit engen Freunden, aber selten mit einem Arzt oder einer Ärztin.

Man kann und sollte diese Problematik aber mit einem Fachmenschen besprechen, um gegebenenfalls andere Ursachen und Erkrankungen, zum Beispiel Hashimoto, auszuschließen und auch, um die eigenen Unsicherheiten zu verlieren. Es könnte zum Beispiel auch die HSDD sein (Hypoactive sexual Desire Disorder), die häufigste Form der sexuellen Dysfunktion bei Frauen. Auch sie ist bei uns nicht weit verbreitet und wird selten diagnostiziert, obwohl sie häufiger vorkommt als gedacht.[28] Es gibt auch in der Naturheilkunde einige Mittel, die helfen können, die Libido zurückzugewinnen. Einen Versuch ist es wert.

Für mich ist das Symptom des Libidoverlustes sehr einschneidend, da ich ein sehr aufgeschlossener und sexuell aktiver Mensch bin und viel versuche, um die »Lust« wie sie immer war, neu zu erwecken. Ich liebe meinen Partner und auch den Sex mit ihm. Ich gebe nicht so leicht auf, merke aber, wie belastend das Thema für mich und auch viele andere Betroffene ist.

Das Präparat Lady Passion® hilft mir, auch langfristig, aber auch Frauenmantel oder Mönchspfeffer konnten bei Betroffenen die Lust neu entfachen. Sie sollen den Zyklus regulieren und dadurch die sexuelle Lust zurückbringen.

Die ganzheitliche Betrachtung des eigenen Körpers sollte nie außer Acht gelassen werden. Ich weiß, dass wir alle das Wort Stress nicht mehr hören können, denn wer hat keinen Stress? Es wird aber auf Dauer nicht reichen, jedes Mal nur Mittel einzunehmen.

Meine Erfahrung zeigt auch, dass alle Präparate mit einem Arzt oder einer Naturheilkundlerin besprochen werden und gegebenenfalls alle drei Monate pausiert werden sollten, da sie ihre Wirkung irgendwann verlieren. Das hat mir mein Körper nach den vielen Jahren des Probierens gezeigt. Und auch viele andere Betroffene berichten davon, dass Wirkungen auf einmal aufhören. Der Wirkungsverlust kann auch mit Wechselwirkungen oder bestimmten Vorgängen im Körper zu tun haben. Natürlich ist das Pausieren nicht optimal, denn wenn man etwas gefunden hat, das lindert, möchte man eine dauerhafte Lösung und nicht immer wieder neu suchen.

Die Krankheit akzeptieren und nicht bekämpfen

Ich denke, dass wir Betroffene die PMDS annehmen und daraus lernen können. Lernen, diese Erkrankung nicht zu bekämpfen, sondern mit ihr zu leben und sogar dankbar zu sein, dass wir manchmal etwas finden, das uns kurzzeitig hilft und wir durchatmen können. Diese Dankbarkeit fühlt sich wahrscheinlich für einige wie eine Farce an, aber wenn ich etwas durch die PMDS gelernt habe, dann ist es, für die kleinen guten Momente dankbar zu sein und sie in vollen Zügen zu genießen. Ich weiß nie, wann es mir wieder schlechter geht.

Wir sollten aber dennoch immer sensibel und vorsichtig mit allen Mitteln umgehen, alles dokumentieren und zu gegebener Zeit wieder auf die Dinge zurückgreifen, die bereits Linderung brachten.

Dass dunkle Schokolade als Aphrodisiakum gehandelt wird, ist natürlich eine gute Neuigkeit, aber ein Wundermittel ist es auch nicht. Verabschieden wir uns davon zu glauben, dass es Wundermittelchen gibt. Sie können noch so verlockend aussehen – aber wenn es so einfach wäre, dann wäre auch Krebs schon vollständig heilbar. Auch die vielen Versprechungen von Coaches aller Art schenken uns Hoffnung auf Heilung, aber dem ist nicht so. Inzwischen bin ich selbst PMDS-Coach (Seite 115), habe aber auch viel Geld für Coachings ausgegeben. Garantien sind für mich immer ein Alarmzeichen, ich gebe als Coach keine.

Wichtig ist, das große Ganze zu betrachten und auch bei einem Libidoverlust das eigene Ess- und Alltagsverhalten zu beobachten. Stress, wenig Schlaf und ungesundes Essen können ebenfalls die Libido beeinflussen. Jedoch sind es nicht immer nur psychische Gründe, sondern können auch Reaktionen bei gewissen Erkrankungen wie PMDS sein.

Hervorzuheben ist immer, dass es hier nicht um Schuld geht. Wir haben das nicht heraufbeschworen oder durch unseren Lebensstil bewusst beeinflusst. Ich kenne keinen Menschen, der sich selbst absichtlich gewisse Symptome aneignet. Unser Körper ist ein Zusammenspiel aus vielen Faktoren. Wir können gegensteuern und die Zahnrädchen neu einstellen, aber es braucht Geduld und viel Wissen. Es braucht auch Akzeptanz. Manchmal geht es gefühlt nicht vorwärts, aber es ist vielleicht trotzdem besser, als dass es rückwärts geht. Ich möchte hier keine leeren Phrasen dreschen. Ich bemerke aber bei mir einen Unterschied, wenn ich meine Gedanken auf das Gute lege.

Zur eigenen Akzeptanz gehört auch die gesellschaftliche. Mit Endometriose, PMS, PMDS und auch PCO ist man krank und es gibt Tage, an denen man weder arbeitsfähig ist noch positiv durchs Leben wandelt – und das muss man auch nicht. Auch mit »unsichtbaren« Erkrankungen dürfen wir unseren Schmerz zeigen, ohne dafür belächelt oder als schwach bezeichnet zu werden.

PMDS und Nahrungsergänzungsmittel

Die meisten Betroffenen, mich eingeschlossen, versuchen, über eine Suchmaschine ihre Symptome oder Erkrankungen zu erfragen. Das Zeitalter von Google macht dies seit vielen Jahren möglich. Wer hat noch nicht von seiner Ärztin oder seinem Arzt gehört: »Bitte googeln Sie nicht Ihre Symptome!« Wir tun es trotzdem, auch bei einer Grippe oder bei bestimmten undefinierten Schmerzen. Vielleicht liegt es auch an den vielen schlechten Erfahrungen mit Fachkräften, durch die das Vertrauen verloren geht. Es geht aber auch um Kontrolle. Wir wollen unseren Körper verstehen und kontrollieren, was in ihm passiert. Wir wollen vorbereitet sein und nichts dem Zufall überlassen.

PMDS-Symptome können auch ganz andere Ursachen und überhaupt nichts mit dieser Erkrankung zu tun haben. Die Suchmaschinen zeigen in vielen Fällen sofort Präparate, Medikamente oder auch Ärzte und Ärztinnen aller Art an. Bevor wir wirklich zu einer Fachperson gehen, versuchen wir, uns selbst zu helfen. Das passiert aus den unterschiedlichsten Gründen. Die einen haben durch jahrelange Odysseen aufgehört, in Sprechstunden zu gehen, andere haben keine Zeit oder keinen passenden Fachmenschen gefunden, weil sie sehr ländlich leben oder die Anzahl der Fachleute sehr begrenzt ist.

Im Internet gibt es eine Vielzahl an Präparaten, die damit werben, unsere PMDS oder Menstruationsbeschwerden zu lindern. Dutzende Nahrungsergänzungsmittel werden angezeigt und auch ich habe in den vielen Jahren immer wieder etwas ausprobiert.

»Nahrungsergänzungsmittel ... ist ein Lebensmittel, das

- dazu bestimmt ist, die allgemeine Ernährung zu ergänzen,
- ein Konzentrat von Nährstoffen oder sonstigen Stoffen mit ernährungsspezifischer oder physiologischer Wirkung allein oder in Zusammensetzung darstellt und
- in dosierter Form, insbesondere in Form von Kapseln, Pastillen, Tabletten, Pillen und anderen ähnlichen Darreichungsformen, Pulverbeuteln, Flüssigampullen, Flaschen mit Tropfeinsätzen und ähnlichen Darreichungsformen von Flüssigkeiten und Pulvern zur Aufnahme in abgemessenen kleinen Mengen, in den Verkehr gebracht wird.«[29]

Nahrungsergänzungsmittel können auch schaden

Wir denken, wir tun uns etwas Gutes und natürlich würden wir nie darauf kommen, dass uns solche Mittel Schaden zufügen. »Eine Untersuchung der Pädagogischen Hochschule Schwäbisch Gmünd im August 2020 zeigte aber, dass über 50 % der verkauften Nahrungsergänzungsmittel die Höchstmengen des Bundesinstitutes für Risikobewertung überschreiten. Besonders häufig kommt das bei Multivitamin- und Multimineralstoff-Präparaten vor, dort sind sogar 80 % der angebotenen Produkte zu hoch dosiert.

Die Wissenschaftler und Wissenschaftlerinnen untersuchten für ihre Studie 106 frei verkäufliche Nahrungsergänzungsmittel verschiedener Art. Sie zeigt, dass man schon beim Kauf eines Nahrungsergänzungsmittels genau aufpassen sollte. Präparate, die im Internet bestellt werden können, könnten sogar noch bedenklicher sein als die, die im Geschäft verkauft werden.

Forschende stehen dem übermäßigen Zuführen von Nahrungsergänzungsmitteln skeptisch gegenüber. Natürlich können diese Mittel helfen, Krankheiten vorzubeugen, aber sie ersetzen keinesfalls eine gesunde und ausgewogene Ernährung. Sowohl die Gesellschaft für Ernährung e. V. (DGE) als auch das Robert Koch-Institut (RKI) und das Bundesinstitut für Risikobewertung (BfR) sagen, dass gesunde Menschen, die auf ihre Ernährung und ihren Körper achten, überhaupt keine Nahrungsergänzungsmittel benötigen.[30]

Unsere Verzweiflung ist aber so groß, dass wir jeden Strohhalm nutzen, und das Internet verspricht sehr oft Linderung und Hilfe. Erst jetzt, viele Jahre später, kaufe ich nicht mehr schnell irgendwelche Präparate, sondern recherchiere noch ausführlicher und lasse Blutuntersuchungen machen. Es geht auch um Wechselwirkungen, Überdosierungen und natürlich auch um den finanziellen Aspekt.

Es geht aber auch um das Fehlen eines guten Fachmenschen, der mit uns diese Themen bespricht, ohne im Hinterkopf zu haben, wie viel Geld man den Betroffenen damit herauslocken kann. Es gibt keinen wirklichen Behandlungsplan in Deutschland. Sehr oft werden die Symptome einseitig betrachtet, obwohl Forschende dazu raten, fachübergreifend zu arbeiten, wenn es um die PMDS geht. Es werden Antidepressiva oder aber Antibabypillen eingesetzt, ohne zu wissen, ob sie für diese Person und ihre Beschwerden geeignet sind. Wir werden allein gelassen mit unseren vielfältigen Symptomen und auch Ängsten und helfen uns dann selbst. In anderen Ländern dagegen wird geforscht und Behandlungsmöglichkeiten werden immer wieder hinterfragt.[31] Natürlich gibt es keine Langzeitstudien zur Behandlung der PMDS, weil es diese Erkrankung offiziell noch gar nicht lange gibt und die ICD-Klassifizierung und die damit geforderten internationalen Standardprozesse einen langen Weg gehen.

Wundermittel gibt es nicht

Ich weiß inzwischen, dass das unkontrollierte Einnehmen von frei verkäuflichen Mitteln nach hinten losgehen kann. Bitte geht sehr vorsichtig mit Präparaten um. Ich bin diesen Weg schon gegangen und ihr müsst es nicht unbedingt nachmachen. Wenn man meinen PMDS-Lebenslauf und die vielen Mittel ansieht, die ich schon eingenommen habe, zeigt sich deutlich, dass es keine große langfristige Wirkung gab. »Es gibt keinen wissenschaftlichen Beweis dafür, dass mit Nahrungsergänzungsmitteln emotionale Beschwerden, die mit einer PMDS einhergehen, verschwinden.«[32]

Ich weiß selbst, dass vielleicht auch einfach eine Plazebowirkung einsetzt, weil wir uns so sehr wünschen, etwas zu finden, das unser Leiden lindert. Auch ich habe versucht, einseitig und simpel Lösungen zu finden. Ich glaubte, dass mir diese vielen Mittelchen helfen und ich keinen schweren Weg, wie zum Beispiel eine Ernährungsumstellung, gehen muss. Ich war und bin auch oft chronisch erschöpft und möchte es auch mal leicht im Leben haben. Das möchten wir doch alle, oder? Ein leichtes, friedliches Leben ohne Kämpfe und Anstrengungen.

Heute weiß ich, dass nur eine Symbiose aus vielen Impulsen eine langfristige Linderung bringen kann und dass es keinen einfachen Weg gibt. In den Beratungen zeigt sich eins: Die Betroffenen möchten ein Zaubermittel, um geheilt zu werden. Ich kann das sehr gut nachfühlen.

Der Weg zu dem Bewusstsein, dass es keinen geradlinigen, leichten Weg gibt, ist oftmals schwer. Die PMDS zu akzeptieren, anstatt sie zu bekämpfen, ist langfristig der beste Weg. Sowohl körperlich als auch psychisch ist es wichtig, eine Balance zu finden. Das Wunder der Heilung oder der dauerhaften Linderung ist mir in all den Jahren verwehrt geblieben und ich suche auch nicht mehr danach. Kurzfristige Linderung und Abmilderung der Symptome geben mir aber auch Kraft und ein Stück weit inneren Frieden.

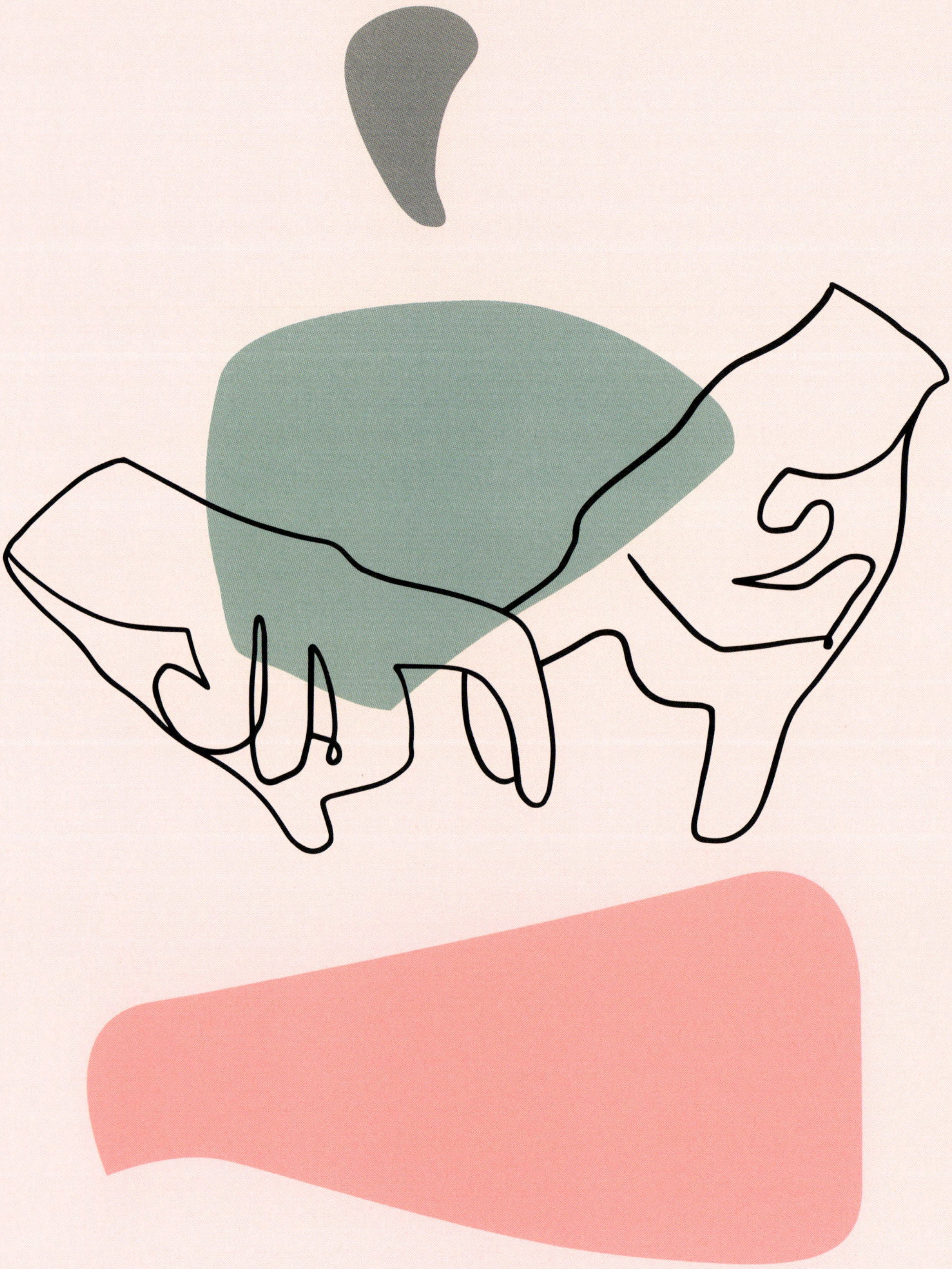

PMDS und das soziale Leben

PMDS schränkt das Leben sehr stark ein, nicht nur durch körperliche Symptome, sondern auch durch Wutanfälle oder Depressionen. Das hat Auswirkungen auf Partnerschaft, Familie und natürlich auch auf das Arbeitsleben.

Die PMDS kann das soziale Leben stark einschränken. Viele Betroffene sprechen neben den körperlichen Beschwerden von den vielen psychischen Leiden, die dazugekommen sind oder sich extrem verschlechtert haben.

Wut und Aggressionen

Fast durchgängig berichten Betroffene von Wut – unbändiger Wut und Aggressionen, die aus dem Nichts kommen und erst gehen, wenn man sie lautstark abgebaut hat.

Wenn ein Mensch in einer Partnerschaft lebt, kann die Wut zur Zerreißprobe für die Beziehung werden. Themen und Dinge, die vorher nie zu Streit geführt haben, schaffen eine tiefe Sinneskrise, die im dramatischsten Fall zu einer Trennung führt. Das ist keine Seltenheit. Viele Frauen in meiner Selbsthilfegruppe oder auch die, die mich per Mail kontaktieren, haben Trennungen erlebt oder stehen kurz davon. Auch Partner von Betroffenen schreiben mich an, weil sie verzweifelt sind und ihre Partnerin nicht wiedererkennen. Sie wissen, dass sie sich lieben, aber so weiterleben will dauerhaft niemand.

Die Wut, die aus dem Nichts entsteht, bekommen meist die ab, diee wir am meisten lieben: wir selbst, dann der Partner oder die Partnerin und bei Familien leider manchmal auch die Kinder. Zwischen den Erwachsenen gibt es dann lautstarke verbale Aggressionen bis hin zu Tassen und Tellern, die durch die Gegend fliegen. Es gibt Betroffene, bei denen die Polizei gerufen werden musste oder es zu Verletzungen kam.

All das klingt schrecklich, grauenvoll und unmenschlich – und das ist es auch, aber eine Verurteilung oder Wertung der Situation steht weder mir noch anderen zu. Wir sprechen hier von einer chronischen schweren Erkrankung, die, wenn bereits psychische Vorerkrankungen vorhanden sind, die Symptome enorm verstärken kann. Niemand von den Betroffenen möchte jemandem wehtun oder schaden. Das sollten sich alle Angehörigen immer wieder vor Augen führen.

Das »Monster« kommt ungewollt und überraschend

Wenn ich in eine aggressive Grundstimmung komme und meinen Mann aus dem Nichts heraus anschreie, erschrecke ich selbst. Ich schäme mich zutiefst. Nach meinem »Ausraster« ist alles wie weggeblasen, aber nur für mich und nicht für die anderen. Sie leiden, und das oft leise, weil sie die Situation nicht noch schlimmer machen wollen und im Inneren auch wissen, dass da eine andere Person gerade so wütend war und nicht die, die sie lieben und kennen.

Wut und Aggressionen machen in der schlimmen Phase vor niemandem Halt. Aber auch eine Depression als Begleitsymptom kann das Leben, wie man es bisher kannte, völlig aus den Fugen reißen. Die meisten Betroffenen erwähnen die Wut oder die Depression als ihre schlimmsten psychischen Symptome. Einige haben beide in unterschiedlichen Stadien des Zyklus, andere nur eins von beiden. Freunde, Arbeitskolleginnen oder der Postbote – schaut jemand falsch, sagt etwas oder macht irgendetwas, das uns in diesem Moment nicht logisch vorkommt, dann brodelt der

Kopf und dann muss diese aufgestaute Wut raus oder man macht komplett dicht und versteckt sich vor der Welt. Ich habe auch beide Symptome, aber die Wut aus dem Nichts ist bei mir ausgeprägter.

Als ich das erste Mal bewusst übermäßig verbal aggressiv wurde, war ich schwanger und wie vom Blitz getroffen, weil ich überhaupt nicht wusste, woher das kommt. Das war nicht ich und so war ich nie. Ich war schon immer ein sehr emotionaler, impulsiver und auch mal aufbrausender Mensch, aber ich war höflich und wurde selten schreiend laut. Rückblickend auf meine Kindheit bezogen, bin ich fest davon überzeugt, dass meine Mutter ebenfalls an PMDS litt und Studien an Familien und Zwillingen deuten darauf hin, dass die PMDS vererbbar ist.[33]

Die schlimmste Situation für mich war, als ich wegen einer Kleinigkeit fast eine Tür einschlug. Die Delle sieht man heute noch und sie erinnert mich schmerzlich daran, was dieses Monster alles macht. Die Wut muss raus und es gibt die verschiedensten Strategien, sie herauszulassen. In meinem Fall war es die Tür. Ich schämte mich zutiefst dafür und es ist seither meine größte Aufgabe, friedliche Wege für die Wut zu finden. Heute, viele Jahre später, habe ich sie gut im Griff. Ich habe nie einem Menschen oder Tier körperlich wehgetan, meine Wut richtete sich aber verbal auch gegen andere. Das macht es für meine eigenen Prinzipien natürlich nicht besser, aber ich arbeite täglich daran.

Außenstehende sagen dann oft, dass wir diese Erkrankung als Ausrede für schlechtes Benehmen nutzen. Dieses Phänomen erleben wir fast alle, die wir mit dieser unbekannten und unsichtbaren Erkrankung leben. Wir müssen uns erklären, ja wir wollen uns erklären, aber niemand glaubt uns. Kein Mensch kann sich auch nur ansatzweise vorstellen, was da in uns passiert. Oder wir werden als »Irre« und psychisch gestört abgestempelt und sollen einfach Pillen nehmen oder in eine Klinik gehen. Doch wenn es so einfach wäre, glaubt mir, wäre ich die Erste, die diese Zauberpille nehmen würde. Auch hier ist wieder unglaublich viel Scham im Spiel. Diese Scham macht einsam und es entsteht ein neuer Teufelskreis, den man durchbrechen muss.

Aber es gibt sie, die Betroffenen, die tatsächlich mit einer Antibabypille Erfolg haben, obwohl die Pille Yaz das einzige hormonelle Verhütungsmittel ist, das von der US-Behörde für Lebens- und Arzneimittel FDA (Food and Drug Administration) zur Behandlung von PMDS zugelassen ist und in Studien Wirksamkeit zeigte.[34] Christine ist aber der Beweis, dass jeder Körper und jedes Gehirn anders reagieren können.

Christine: Die Pille schafft mir Erleichterung

Ich hatte von Anfang an starke körperliche und psychische Schwierigkeiten rund um die Menstruation herum. Mit Anfang 20 bekam ich richtige Sinnkrisen, jeden Monat in den letzten Zyklustagen. In solchen Situationen habe ich Beziehungen beendet, einen Studienabbruch beschlossen, war suizidal und verfiel jeden Monat in ein sehr krasses Schwarz-Weiß-Denken. Ich stellte alles in Frage, war schwer depressiv. Der Beginn dieses Zustands verlagerte sich jeden Zyklus weiter nach vorn, zusätzlich verkürzten sich die Zyklen. Mit Mitte 30 verbrachte ich die Hälfte der Zeit in solch einer Stimmung.

Nach meiner letzten Schwangerschaft habe ich meiner Gynäkologin das alles geschildert und sie um Rat gefragt. PMDS war offensichtlich. Sie hat mir die Gestagenpille ohne Einnahmepause verschrieben. Die nehme ich nun seit sechs Jahren und bin seitdem viel ausgeglichener. Eine Alternative wären ihr zufolge Psychopharmaka gewesen, aber mit der Pille komme ich gut zurecht, habe einige weitere Benefits, wie quasi komplettes Verschwinden der Neurodermitis und der Akne, die ich immer noch hatte, und natürlich auch die verhütende Wirkung, die ich gerne mitnehme. Keine Krämpfe mehr, kein Blut, das Thema ist quasi abgehakt. Ich kann sie bis nach den Wechseljahren weiternehmen, meint meine Gynäkologin.

Ich rate anderen Betroffenen, vielleicht auch in diese Richtung zu denken, wenn kein Kinderwunsch aktuell ist. Die Gestagenpille ist eine riesige Erleichterung für mich.

Wenige Studien ergaben, dass Langzeitpillen Linderung bringen können.[35] Aber auch hier reicht die Forschung noch nicht aus, um sie für alle Betroffene zu empfehlen. Wir dürfen auch nicht vergessen, dass jede Pille

Nebenwirkungen hat. Es ist aber wichtig, dass wir Betroffene über alle Möglichkeiten professionell aufgeklärt werden.

Was tun gegen die Wut?

Wir, die wir bis heute keine Linderung erfahren haben, wollen so nicht sein. Wir wollen rational sein. Wir wünschen uns Harmonie und ein »normales« Leben wie andere normale Menschen. Aber in solchen Wut-Momenten ist das kaum möglich.

Über Jahre hinweg habe ich daran gearbeitet, diese Wut umzuwandeln bzw. sie so abzuschwächen, dass sie leiser vonstattengeht und niemand zu Schaden kommt. Das Bewusstsein zu haben, dass mein Gehirn in diesem Bereich nicht funktioniert und ich eine schwere Stimmungsstörung habe, hilft mir langfristig, mir selbst zu verzeihen.[36]

Natürlich schäme ich mich immer noch, wenn ich laut werde, auch wenn ich akzeptiert habe, dass ich jetzt ein lauterer Mensch bin. Ich arbeite daran und versuche, diese Situationen vorher aufzulösen. Ich merke schneller, dass es gleich übersprudelt, und versuche dann, über gewisse Mechanismen die Situation zu entschärfen.

Ich habe Yoga, Medikamente, Meditation, Im-Kopf-rückwärts-Zählen, Raum oder Haus verlassen, ins Kissen schreien, auf den Boxsack schlagen und vieles mehr ausprobiert, aber nicht immer gelingt es mir, gar nicht erst in diese Wutspirale zu kommen. Das Wichtigste für mich ist, meine Gefühle zu akzeptieren, mir selbst zu verzeihen und meine Mitmenschen nicht allzu stark zu involvieren. Wir lassen dieses Geschehen nicht einfach zu, sondern wir arbeiten alle täglich an uns.

Wut wie in der Autonomiephase bei Kindern

Ich vergleiche die Wut gern mit der Autonomiephase bei Kindern: »Oft sind es nur Kleinigkeiten, die die Kinder sofort in riesige Wut versetzen. Vielleicht wollen sie noch nicht vom Spielplatz weggehen, wenn wir Eltern das wollen, oder sie ärgern sich darüber, dass wir ihnen den blauen und nicht den roten Becher zum Frühstück hingestellt haben. Die Wucht und das zeitliche Ausmaß des Wutanfalls, der auf solche Konflikte folgt, lässt uns Erwachsene oft ratlos und frustriert zurück. Warum ist es für unsere Kinder nur so verdammt schwer, sich zusammenzureißen?«[37] So geht es uns auch in diesen Situationen. Wir landen in einer Art Tunnel und es gibt kaum eine Möglichkeit, in Eigen- oder Fremdbestimmung da herauszukommen.

Für Kinder gibt es viele Übungen und den bindungsorientierten Weg, den ich auch bei meinen Kindern eingeschlagen habe. Ich habe gelernt, die Wut meiner Kinder besser auszuhalten, sie zu begleiten und mit ihnen in Kontakt zu treten, um ihnen die Möglichkeit zu geben, ihre Wut als Gefühl anzunehmen und »auszuleben«. Ich mache keinen Hehl daraus: Das ist unglaublich anstrengend und es klappt auch nicht immer.

Die Umgebung leidet mit

Aber in dem Moment bin ich der »Wut-Klotz« und meine Wut hat Konsequenzen. Sie zerstört im schlimmsten Fall vielleicht Leben und Jobs. Wie also mag es unseren Partnern oder Partnerinnen, Kindern oder Freunden und Freundinnen gehen, wenn sie unsere PMDS nicht nur miterleben, sondern auch mit voller Wucht abbekommen? Sie sind der Boxsack, und wer möchte schon dauerhaft ein Boxsack für jemanden sein? Wer möchte verbal oder sogar in einigen wenigen Fällen körperlich angegangen werden von einem Menschen, den man liebt? Richtig, das möchte niemand.

Ich habe lange Zeit gebraucht, um zu verstehen, dass mein Partner nicht auf dieselbe Weise leidet wie ich, aber genau so intensiv. Ich bin in mir gefangen, aber er ist in der realen Welt und kann entweder mitwüten und alles ins Unendliche eskalieren lassen, oder aber er leidet still.

Leid ist auf allen Seiten und es ist wie bei jeder Erkrankung: Die Angehörigen brauchen dieselbe Aufmerksamkeit wie die Betroffenen. Vielleicht ist auch professionelle Hilfe in Form von Paar- oder Verhaltenstherapie nötig. Es ist wichtig, sich nicht gegenseitig zu beschämen oder zu verurteilen. Niemand der beteiligten Personen ist aus freien Stücken so, und auch hier sind Akzeptanz und Hilfe das A und O.

PMDS und Partnerschaft

Für mich war und ist die Kommunikation der Schlüssel zu einer guten Partnerschaft: Ehrlichkeit, die Schuldgefühle sowie die Scham als Motivation sehen statt als Rückzug. Nichts ist schlimmer, als wenn man sich nichts mehr zu sagen hat und aus Angst in die Defensive geht. Besonders wenn der nächste Wutanfall nicht lange auf sich warten lässt oder aber das Gegenteil eintritt und eine schwere depressive Phase das Leben in ein schwarzes stilles Loch verwandelt.

Ich liebe meinen Mann über alles. Er hat sich dieses Leben mit mir sicherlich so nicht gewünscht. Er läuft wie auf rohen Eiern und über ein Pulverfass, das jederzeit unkontrolliert explodieren kann, oder es kommt unerträgliche Stille.

Wer möchte so leben? Niemand. Auch ich als Betroffene nicht. Das bedeutet, wir haben dasselbe Ziel, aber nicht dasselbe Leid. Wir durchleben aber ein ähnliches Ausmaß an Leid.

Wie schafft man es, zusammenzubleiben?

Melanie hat diesen Kampf mit ihrem Partner erlebt und eine lange Leidensreise hinter sich.

Melanie: Ich gebe nicht auf!

Ich bin 37 Jahre alt, verheiratet und habe einen fünf Jahre alten Sohn. Meine Periode bekam ich mit etwa 12 Jahren und hatte die normalen Probleme. Außergewöhnlich waren nur sehr starke Schmerzen, die so schlimm waren, dass ich das Bewusstsein verlor. Mit 15 Jahren hatte ich einen festen Freund und bekam von meiner Frauenärztin beim ersten Besuch gleich die Pille verschrieben. Davon gingen auch die starken Schmerzen weg. Ich bemerkte immer mal, dass es Wochen gab, an denen ich unmotiviert, launisch und ängstlich war. Bewusst habe ich das aber nicht so wahrgenommen – Teenie halt.

Richtig bemerkbar machte sich PMDS im Alter von 21 Jahren. Ich merkte immer mehr, dass es Wochen gab, in denen es mir nicht gut ging und ich mit Symptomen kämpfte. In der Zeit hatte ich auch immer mehr Schwierigkeiten mit meinen Eltern und schob es auf die Situation.

DIE SYMPTOME WURDEN IMMER STÄRKER

Richtig schlimm wurde es, als ich 26 Jahre alt war. Meine Pille gab es nicht mehr und ich musste ein anders Produkt einnehmen. Ich bin mittlerweile überzeugt davon, dass es damals so richtig angefangen hat. Meine Stimmung war oft sehr schlecht, mein Freund dachte ständig, ich wollte mich trennen. Ich fühlte mich sehr unzufrieden und unwohl. Meine Psyche war an den Tagen sehr oft im Keller und ich wollte nur schlafen und niemanden sehen. Dann bekam ich Panikattacken, Übelkeit, Schlafstörungen, Müdigkeit, Angststörungen und ich war total antriebslos. Ich war auf einmal eine andere Person. Ich dachte, es seien Phasen der Psyche, und weil sie immer relativ schnell vorbei waren, machte ich mir nicht so viele Gedanken darüber.

Doch dann fühlte ich mich mehr als nur ein paar Tage sehr schlecht. Ich hatte Angststörungen, körperliche Schmerzen und war sehr schnell erschöpft. Ich schob es auf die Psyche, da ich mich bei der Arbeit nicht wohlfühlte. Es wurde immer schlimmer und es gab nur noch wenige Tage, an denen ich mich gut fühlte. Ich bekam Blasenentzündungen und damit auch die Angst, immer wieder daran zu erkranken. Die Ängste machten mich verrückt, ich war nicht mehr ich. Ich hatte vor allem Angst und auch Panikattacken.

Durch die Blasenentzündung war ich in Behandlung und mir wurde geraten, die Pille abzusetzen. Da mein Mann und ich uns ein Kind wünschten, setzte ich die Pille ab. Es wurde aber nicht besser, im Gegenteil, mir ging es immer schlechter. Ich ging zur Psychotherapie, mir wurde alles zu viel. Vielleicht musste ich einfach alles aus meiner Kindheit aufarbeiten. Die Dame, die mich da betreute, war sehr nett und wir arbeitetet an meinen Baustellen.

DIE SCHWANGERSCHAFT VERÄNDERTE ALLES

Wenig später kam der Tag meines positiven Schwangerschaftstests. Mein größter Wunsch hatte sich erfüllt, ich war schwanger. Die ersten Wochen der Schwangerschaft waren hart, ich hatte so starke Übelkeit, dass ich nichts bei mir behalten konnte. Ich musste dann bis zur 16. SSW Medikamente einnehmen. Danach ging es mir sehr gut und ich konnte die Schwangerschaft in vollen Zügen genießen. Ich war emotional sehr stark, voller Energie und ich hatte keine Ängste mehr.

Fast schon hatte ich die schlechte Zeit vergessen, als ich nach dem Abstillen Symptome bekam. Mir war morgens auf einmal sehr schlecht, fast zwei Wochen lang. Ich ging zu meiner Frauenärztin, weil ich die Vermutung hatte, wieder schwanger zu sein. Sie meinte, es käme von der Stillpille, die ich seit der Geburt genommen hatte, und verschrieb mir meine alte Pille wieder. So plötzlich wie die Übelkeit gekommen war, verschwand sie wieder.

DIE SYMPTOME KEHRTEN ZURÜCK

Leider kamen die Phasen zurück und die Symptome veränderten sich bei jedem Mal. Ich wurde sehr früh wach (5 Uhr), litt unter starker Übelkeit, Hitzewallungen, Herzrasen, Zittern und dann kam die Angst wieder in vollen Zügen. Es war noch schlimmer als vor der Schwangerschaft. Ich ging wieder zur Psychotherapie, aber es kamen immer wieder solche Phasen. Meine Frauenärztin wechselte noch einmal die Pille und wollte es dann mit Mönchspfeffer probieren. Der Pillenwechsel brachte nichts, die Pille vertrug ich nicht. Ich ging zum Hausarzt, um alles abzuklären. Unzählige Medikamente wurden mir verschrieben, nichts half. Ich sollte meine Frauenärztin befragen oder Antidepressiva nehmen. Mönchspfeffer hatte ich zu der Zeit auch schon ausprobiert und unzählige homöopathische Mittel, auch die halfen nicht.

Die Phasen wurden immer schlimmer, ich zweifelte an mir selbst. Irgendwann war es so schlimm, dass ich den Alltag nur schwer meistern konnte. Ich hatte ein Kind zu versorgen und konnte mich kaum auf den Beinen halten. Ich musste mich morgens übergeben und kämpfte den ganzen Tag gegen alle Symptome.

Mein Mann war immer froh, wenn diese Zeit vorbei war; er wusste nicht, wie er mit mir umgehen sollte und wie er mir helfen konnte. Ich war nicht ich in der Zeit – und von einem auf den anderen Tag war alles vorbei. Ich war glücklich befreit und hatte Hunger ohne Ende.

Mein nächster Schritt war es, die Pille abzusetzen. Nun kämpfte ich auch noch mit den Nachwirkungen der Pille. Mein Testosteronspiegel war viel zu hoch, meine Haut sehr schlecht und ich hatte Haarausfall. Alle zwei Wochen kam ich in meine Phase, ich hatte etwa 12 Tage Ruhe und 17 Tage waren sehr schlecht, bis ich meine Periode bekam.

Ich führte Buch darüber, wann die Symptome auftauchten und wann sie verschwanden, ich konnte so langsam ein Muster erkennen und machte mich auch im Internet schlau. Ich kam auf die Begriffe PMS/PMDS und fand immer mehr Parallelen zu meinen Symptomen. Endlich hatte ich etwas gefunden, was ich greifen konnte.

NEUE ÄRZTIN

Weil ich mir eine Kupferkette einsetzten lassen wollte, wechselte ich meine Frauenärztin. Gleich beim ersten Termin fragte ich sie, ob sie mir bei meinem Problem helfen konnte. Sie machte sofort ein paar Tests und sagte mir, dass mir das Hormon Progesteron fehle. Sie verschrieb mir gleich ein bioidentisches Mittel und ich ging überglücklich aus ihrer Praxis. Ich weinte vor Glück, weil ich glaubte, jetzt endlich die Lösung gefunden zu haben. Leider brachte auch das nicht den gewünschten Erfolg. Meine Frauenärztin gab/gibt nicht auf und versucht bis heute, etwas zu finden.

In der Zwischenzeit war ich beim Endokrinologen, der mir sagte, dass ich schon alles versucht hätte und einfach die Pille nehmen sollte. Ein halbes Jahr musste ich auf den Termin warten und dann dieses Ergebnis, ich war völlig fertig. Die Schilddrüse wurde komplett untersucht, auch hier ohne Ergebnis.

MUTTER-KIND-KUR

Um eine Pause zu bekommen, riet man mir zu einer Mutter-Kind-Kur. Ich dachte darüber nach: Es wäre purer Stress, wenn es mir dort so richtig schlecht ginge. Ich hatte große Angst, ob ich es allein mit meinem Sohn und mit fremden Leuten in der Phase schaffen könnte, zog die Kur dann aber durch.

Vorher ging es mir sehr schlecht, aber während der Kur dann ziemlich gut. Der Arzt in der Kur wollte mir direkt Antidepressiva verschreiben, aber ich lehnte wie immer ab. Ich genoss die ersten beiden Wochen sehr. Ich war wie ein Teenie auf Klassenfahrt, völlig befreit und voller Lebensfreude. Mein Sohn und ich fühlten uns total wohl.

Und dann plötzlich traf es mich wie aus heiterem Himmel. Mir ging es wieder sooo schlecht. Meine Freundin, die ich dort kennengelernt hatte, beschrieb mich als eine andere Person. Ich hätte den Glanz in meinen Augen verloren, das Lachen sei weg und ich wäre nicht die Person, die sie kennengelernt hatte. Ich schleppte mich durch die letzte Woche und fuhr wieder nach Hause. Am Stress lag es wohl auch nicht, da war ich mir jetzt sicher.

NICHTS HILFT LANGFRISTIG

Ich arbeitete mit einer Heilpraktikerin weiter und nahm viele Nahrungsergänzungsmittel. Auch hier blieb der Erfolg aus. Nach einem weiteren halben Jahr hatte ich die Schnauze voll und setzte alles ab.

Von meiner Frauenärztin hatte ich in der Zeit schon Progesteron in verschieden Dosierungen bekommen, DHEA, Progesteron-Creme, verschiede Mittel für Wechseljahre und Spritzen mit homöopathischen Mitteln – alles ohne Erfolg. Egal, was ich probierte, es funktionierte nicht. Ein paar Monate später versuchte ich MSM- und OCP-Kapseln. Mir ging es drei Monate lang so gut wie schon lange nicht mehr, ich hatte noch Symptome, aber sehr abgeschwächt und nur etwa vier Tage lang. Ich konnte mein Glück kaum fassen und blühte richtig auf.

Leider kam dann der große Rückfall und es wurde doppelt und dreifach so schlimm. Zwei Monate lang ging es mir wieder sehr schlecht und ich verstand die Welt nicht mehr. Wieder setzte ich alles ab und bat meine Frauenärztin um Rat. Wieder bekam ich ein anderes Mittel (Pregnenolon 30 mg), dies sollte ich durchgängig nehmen. Also nahm ich es einige Wochen ein, aber es ging mir nur noch schlecht, die Phase hörte überhaupt nicht auf. Kurz vor Weihnachten setzte ich alles ab und an Weihnachten ging es mir zum Glück endlich wieder besser. Ich beschloss, es noch einmal mit OPC und MSM zu versuchen, das hatte ja drei Monate lang gut gewirkt.

Ab Januar nahm ich es nur noch zum Eisprung und bis zur Periode, seitdem geht es mir okay. Zwischen Eisprung und Periode habe ich bis zu sieben Tage Probleme mit Übelkeit, Hitzewallungen, Angst, Unruhe und Schlafstörungen. Es ist nicht mehr so schlimm wie die letzten Jahre, aber ich weiß nie vorher, wie schlimm es werden wird. Es gibt keine Garantie, wann es genau kommt und wann es vorbei ist, kein Monat ist wie der andere.

Mittlerweile kenne ich meinen Körper sehr gut und merke jede kleine Hormonschwankung. Ich weiß, woher es kommt, aber ich kann es nicht kontrollieren und bin der Krankheit einfach ausgeliefert. Ich genieße die schönen Tage und versuche, durch die schlechten irgendwie durchzukommen. Ich gebe nicht auf und kämpfe weiter.

Melanie ist das Paradebeispiel dafür, wie viel wir Betroffenen auf uns nehmen, um Linderung zu finden, und wie individuell alle Behandlungen sind.

Melanie und viele weitere Menschen haben mit meiner Begleitung und unserer Selbsthilfegruppe einen Ort gefunden, an dem sie mit anderen reden können. Wir stützen uns und können dort so sein, wie wir mit dieser Erkrankung eben sind. Wir sind schon so routiniert, uns zurückzuziehen, wenn wir in der Hölle sind, dass wir vor uns selbst Reißaus nehmen, aber in unserem geschützten Raum müssen wir das nicht. Wir können Weinen, Wüten und Schimpfen. Das ist wichtig, neben der Kommunikation mit dem Partner, der Partnerin und der Familie. Unsere Gefühle und unser Leid vor den wichtigsten Menschen zu verstecken, ist für niemanden hilfreich, da dann noch ganz andere Begleitprobleme auftreten.

Viele fragen sich, ob es wirklich die PMDS oder einfach der falsche Partner bzw. die falsche Partnerin ist. Hier kann ich keine allgemeingültige Antwort geben, da ich nicht in euren Beziehungen drinstecke. Aber ich weiß, dass wir in der kritischen Phase alles hinterfragen und gar nicht mehr wissen, was richtig ist und was nicht.

Mir war wichtig, dass mein Partner und auch meine Kinder wissen, woran ich leide. Es war mir wichtig, dass sie die Symptome kennen und auch erfahren, wann es mir sehr schlecht geht. So können wir unseren Alltag etwas daran anpassen. Unnötiger Stress und Konflikte, die nicht sein müssen, verschlimmern die Symptome, und das bringt für alle wieder zusätzliche Belastungen. Wir leben alle vier ein lebenswertes und meist glückliches Leben.

Ich bin für diese drei Menschen sehr dankbar, die mich zurücklieben und das so, wie ich bin. Sie werden auch immer mein größter Ansporn sein, es jeden Tag besser zu machen und meine Gefühle zwar zu leben, aber so, dass ich niemanden damit verletze.

Unser Familiencredo ist aber auch, dass Gefühle aller Art gezeigt werden dürfen. Trauer, Fröhlichkeit, Frust und auch Wut gehören zu uns allen dazu. Gefühle im Keim zu ersticken, hilft niemandem. Wir nehmen Gefühle an und lernen, mit ihnen friedlich umzugehen und sie auszuhalten. Wut kann viele Gesichter haben. Sie muss nicht durch einen Schlag auf eine Tür gezeigt werden. Wir können auch auf den Boden stampfen und mal alles rausschreien. Durch unsere Kinder haben wir alle einen neuen Umgang mit Gefühlen gelernt. In akuten Situationen kann man zum Beispiel nicht verbal mit seinem Partner oder der Partnerin streiten, sondern schriftlich. Die Emotionen kochen nicht so über und alle Parteien können durchschnaufen. Mit Kindern geht das natürlich nicht, aber auch hier kann man altersgerecht kommunizieren, dass man eine Pause benötigt.

PMDS und Hochsensibilität

Schon als Kind wusste ich, dass ich anders bin. Ich hörte die Blätter rauschen, roch die entferntesten Gerüche und spürte jede Veränderung im Verhalten anderer Menschen oder der Temperatur. Erst in den Zwanzigern erfuhr ich durch andere Hochsensible und ärztliche Untersuchungen im neurologischen Bereich, dass ich hochsensibel bin.

Hochsensibilität ist keine Krankheit, sie ist ein Persönlichkeitsmerkmal, eine besondere Veranlagung, die bereits in unseren Genen festgelegt ist. Für viele Menschen ist sie ein Segen. Mir brachte diese Erkenntnis damals Dutzende Aha-Momente. Da ich ein lösungsorientierter Mensch bin, sah ich die Hochsensibilität aber als eine Art Diagnose an und meinte, dagegen etwas unternehmen zu müssen. Auch hier war es ein langer Weg, bis ich die Hochsensibilität akzeptieren und annehmen konnte und nicht mehr bekämpft habe.

Jedoch zeigt sich, dass hochsensible Menschen, die zusätzlich an PMDS leiden, stärker leiden, weil sie körperliche und auch psychische Schmerzen stärker fühlen. Diese Erkenntnis klingt natürlich nicht wie ein Segen, sondern wie ein Fluch. Wer mag Schmerzen noch stärker spüren? Wer erfreut sich daran, Wut bis in die Zehenspitzen zu fühlen und von den eigenen Gefühlen so übermannt zu werden, dass man kurz vor einer Ohnmacht steht? Viele hochsensible Menschen fühlen sich dauerüberreizt, brauchen noch mehr Ruhephasen und deutlich mehr Strategien, um in einen grünen Stresspegel zu kommen.

Es sind neue Herausforderungen, aber auch hier gibt es Expertinnen wie Kathrin Borghoff, die in diesem Bereich spezialisiert ist und mir sehr helfen konnte. Ihre Themen wie Achtsamkeit, Embodyment und das Annehmen von Dingen hilft mir auch auf meiner PMDS-Reise.[38]

Hochsensibel zu sein, ist etwas Besonderes und in vielen Lebensbereichen profitieren hochsensible Menschen von diesen vielfältigen Sinnen und Gaben, die ihnen zur Verfügung stehen. Auch im Bereich der PMDS hilft es uns sehr, bereits sehr früh Anzeichen von Veränderungen zu spüren und aufzeigen zu können. Ich fühle zum Beispiel sehr genau, wann mein Eisprung ist. Fast alle Menschen im gebärfähigen Alter behaupten das, obwohl es nachgewiesenermaßen sehr wenige tatsächlich wissen. Ich habe über Ovulationstest und auch über meinen Zervix-Schleim immer nachgemessen und geschaut. Es war beeindruckend, wie genau ich das an meinem Körper spürte und somit auch Vorkehrungen für meine 2. Zyklushälfte treffen konnte.

Ich erwähne die Hochsensibilität, da mir die Erfahrung zeigt, dass viele PMDS-Betroffene wissentlich, andere aber auch nichts ahnend hochsensibel sind und mit dieser zusätzlichen, für sie belastenden Veranlagung hadern. Wer herausfinden möchte, ob diese Veranlagung bei ihm besteht, kann ganz einfach einen Test machen. Das ist online möglich,[39] wird ganz sicher zu einem neuen Lebensgefühl beitragen und hilft, der Erkrankung ein paar Schritte voraus zu sein.

PMDS und Autismus

Im Gespräch mit autistischen Menschen erfuhr ich, dass auch bei ihnen die PMDS spezielle Probleme hervorruft. Autismus ist ein Sammelbegriff verschiedenster Entwicklungsstörungen und betrifft sehr häufig männliche Personen. Deshalb gibt es über weibliche Personen im Autismus-Spektrum sehr wenige Informationen oder Studien im Bereich der Menstruationsproblematik.

Im Jahr 2016 nahmen in England 459 Personen an einer Umfragestudie teil. Der teilnehmende Personenkreis bestand aus autistischen Menschen und deren Angehörigen. »Sowohl autistische als auch nicht autistische Teilnehmer betonten die Notwendigkeit, das Wissen darüber zu verbessern, wie lange es dauert, wie oft es passiert, wie schwer/leicht es sein wird«, aber entscheidend ist, dass die Perioden von Person zu Person sehr unterschiedlich sind. Fast alle teilnehmenden Personen prangerten an, dass das Thema Menstruation und alle Symptome, die damit einhergehen, zu stark tabuisiert sind. Gleichzeitig gaben sie an, wie wichtig es für sie sei, vorbereitet zu sein und ein ausreichendes Wissen darüber zu haben, was in ihrem Körper während der Menstruation passiert. »Ein Teilnehmer sagte: ›Autismus spielt eine Rolle. Es kann viel überwältigender und schwieriger werden, die Kontrolle über die Dinge zu behalten, die uns während einer Zeit ohnehin viel Mühe kosten.‹« Die Teilnehmenden hoben insbesondere sensorische und Selbstregulationsschwierigkeiten hervor.[40]

»Eine Beobachtungsstudie mit Frauen mit zusätzlichen geistigen Behinderungen, die in Wohnheimen und Pflegeeinheiten in England lebten, ergab ein alarmierendes Ergebnis: Von den 26 autistischen Frauen in der Stichprobe erfüllten 92 % die DSM-IV (APA 2000)-Kriterien für die späte Lutealphase dysphorische Störung (eine schwere Form von PMS), verglichen mit nur vier (11 %) der 36 nicht autistischen Frauen. Der Mangel an Forschung und Bewusstsein für diese angeblich höheren Raten prämenstrueller Symptome bei autistischen Frauen bedeutet sowohl, dass ihre potenziellen Ursachen unbekannt bleiben als auch, dass autistische Frauen besorgniserregenderweise wahrscheinlich nicht die gynäkologische Versorgung erhalten, die sie möglicherweise benötigen.«[41]

Hier sieht man, wie schwerwiegend das PMS oder gar die PMDS für viele Personengruppen sind und wie schwierig es zum Beispiel für autistische Menschen ist, eine ausreichende ärztliche Versorgung zu erhalten, ohne dass alles auf ihre Entwicklungsstörung reduziert wird. Diese Problematik haben auch Personengruppen, die an anderen zusätzlichen Erkrankungen wie Depressionen, ADHS oder einer posttraumatischen Belastungsstörung leiden. Grundsätzlich zeigt sich hier wieder, dass die ärztliche Versorgung nicht ganzheitlich ist und selten über den Tellerrand schaut.

PMDS und ADHS

ADHS, das Aufmerksamkeitsdefizit-Hyperaktivitäts-Syndrom, ist eine neurobiologische Erkrankung bzw. Stoffwechselstörung. Sie ist genetisch und somit erblich bedingt und bleibt in unterschiedlichen Ausprägungen das ganze Leben lang bestehen. ADHS ist keine »Jungs-Krankheit«, bei der man ständig hyperaktiv ist und nicht stillsitzen kann. Trotzdem sind ADHS-Forschung und -Forschungsbücher leider oftmals an Männern orientiert, was fatal für Diagnosen bei Mädchen und Frauen ist. ADHS zeichnet sich durch viele Symptome aus und bei Frauen wird es oft gar nicht oder erst im Erwachsenenalter diagnostiziert, weil sie meist einen eher unauffälligen Typus haben. Mädchen entwickeln oft Strategien, um nicht aufzufallen, und das kann langfristig zu anderen Erkrankungen wie Depressionen, Angststörungen, Essstörungen und Persönlichkeitsstörungen führen.[42] Viele Frauen mit ADHS sind erfolgreiche Powerfrauen, die aber dennoch schwierige Lebensphasen voll von Selbstzweifeln, Stimmungsschwankungen und Anpassungsproblemen haben. Auch bei mir wurde inzwischen ADHS diagnostiziert. Über 30 Jahre zu spät, aber ein Neubeginn.

Was hat ADHS mit PMDS zu tun?

Bei einem Großteil der Betroffenen verschlimmern sich die ADHS-Symptome durch ihren Zyklus und das meist in der 2. Zyklushälfte. Eine Studie mit 209 erwachsenen Frauen, die alle an ADHS litten, bestätigte, dass Frauen mit ADHS deutlich anfälliger für PMDS und andere hormonelle Erkrankungen sind als Menschen ohne ADHS.[43]

Bei ADHS verlässt der Botenstoff Dopamin die Spalten zwischen den Nervenzellen zu schnell, dadurch entsteht ein Ungleichgewicht zwischen Dopamin und Noradrenalin. Die Geschlechtshormone Östrogen, Progesteron und auch Testosteron, deren natürlicher Abfall und Anstieg auch die PMDS antreiben, sorgen ebenfalls dafür, dass die Verfügbarkeit von Dopamin sinkt. Der Östrogenanstieg in der 1. Zyklushälfte fördert die Ausschüttung von Dopamin und auch Serotonin und wir fühlen uns frei, voller Energie und fast beschwerdefrei. Wenn dann das Östrogen fällt, wird auch die Dopaminausschüttung gehemmt und die PMDS-Symptome verstärken sich. Auch wenn die Forschung im Bereich ADHS und PMDS sehr dürftig ist, geht man davon aus, dass ADHS eine Ursache für die PMDS ist oder aber die PMDS verschlimmert. Es könnte sich auch um eine PME (Seite 14) handeln.[44]

Wir Frauen können also auch an ADHS leiden, und auch hier ist der Diagnoseweg sehr langwierig. Wenn bereits ADHS diagnostiziert ist, können wir zusätzlich an PMDS leiden. Dann wäre es wichtig, eine etwaige Medikation an den Zyklus anzupassen und diese beiden Erkrankungen als Symbiose zu betrachten. Dr. Patricia Quinn, Autorin von »Understanding Women with ADHD« hat sich auf ADHS bei Mädchen und Frauen spezialisiert. Sie arbeitet seit über 35 Jahren in den Bereichen ADHS und Lernschwierigkeiten und hat bereits über 20 Bücher dazu veröffentlicht. Sie ist eine Koryphäe auf dem Gebiet und ich konnte schon sehr viel von ihr lernen. Es gibt inzwischen auch einen Selbsttest für ADHS bei Frauen, dessen Ergebnisse ihr ausdrucken könnt, um den Diagnoseweg zu starten.[45]

PMDS und der Job

Genau wie die PMDS uns in unserem Privatleben in die Quere kommt, so geht es uns auch bei der beruflichen Laufbahn. Viele Betroffene haben einen schwierigen Lebenslauf und sind selten lange in einem Unternehmen. Therapien, Reha und Arbeitsunfähigkeit bringen auch diesen wichtigen Aspekt des Lebens durcheinander.

Ich hatte immer tausend Ideen, was aus mir werden sollte. Ich wollte, wie viele, die Welt retten, etwas Revolutionäres erreichen und vielleicht sogar etwas erfinden. Ich war klug, aber angstbeladen und ohne Selbstwert. Ich machte kein Abitur, sondern ging in der 11. Klasse des Gymnasiums ab, um eine Ausbildung zu machen.

In der Schule und bei der Ausbildung eckte ich immer wieder an und konnte mein Potenzial nie entfalten, da mir mein schwieriges und anderes – bis dato eher unbekanntes – Ich das Leben verkomplizierte. Schon in der Schule fehlte ich oft aufgrund der Schwere meiner Blutungen und Beschwerden, denn auch mit der Antibabypille waren sie nicht alle verschwunden. Viele andere gesundheitliche Probleme waren an der Tagesordnung, und dadurch kam es auch zu beruflichen Konflikten. Bis heute habe ich einige Berufe mit viel Freude und Engagement ausgeübt, dennoch blieb kein einziger konfliktlos, zum Beispiel durch Fehlzeiten oder Konzentrationsschwierigkeiten. Ich habe dennoch viele Erfolge erlebt, viel gelernt und meine Stärken eingesetzt. Es brauchte Zeit und Geduld in den zwischenmenschlichen Beziehungen, aber fachlich konnte ich immer überzeugen. Wenn ich großes Glück hatte und empathische Menschen meinen Weg kreuzten, konnte wir auch über alles sprechen und vieles aufklären.

Als dann Kinder dazukamen, gab es berufliche Degradierungen. Meine Berufserfahrung war weniger wert als der Umstand, dass ich jetzt Mutter war. Ich ärgere mich sehr darüber, da mein Potenzial auf der Strecke bleibt, aber das ist wieder ein ganz anderes Thema. Mein Gehirn ignorierte viele Jahre lang meine Träume, weil es mit vielen verschiedenen Baustellen zu kämpfen hatte und mich wohl unterbewusst vor mir und einer Selbstzerstörung bewahrte.

Mein Lebenslauf wäre heute ein anderer, wenn die PMDS erstens bekannt gewesen wäre und zweitens die Hormon-Brust-Uterus-Gesundheit die Wichtigkeit hätte, die ihr zusteht. Wenn ich meine Menstruation hatte, war ich selten arbeitsfähig. Die schweren körperlichen Symptome wie Übelkeit, starke Blutungen, Schwindel und Migräne waren die eine Seite. Mit der Stimmungsstörung und den damit verbundenen psychischen Problemen wäre ein Rückzug für alle Beteiligten profitabler gewesen. Unsere Gesundheit wird aber auf sichtbare Krankheiten reduziert. Bricht man sich ein Bein, verlangt niemand, dass man zur Arbeit geht. Kämpft man aber mit inneren Dämonen und blutet, traut man sich nicht einmal, zum Arzt zu gehen.

Viele Fehlstunden führen zu Problemen

Viele Fehldiagnosen führen auch zu Fehlstunden. Einige Betroffene werden rein auf psychischer Basis behandelt und in Therapie-Kliniken geschickt. Als oftmals unwissende Betroffene vertraut man den Fachleuten und nimmt jede Hilfe an, die man bekommen kann. Klinikaufenthalte sind meistens sehr lang und man wird völlig aus dem Leben katapultiert. Danach hat man mit viel Glück noch einen Job oder aber man fängt beruflich wieder bei Null an. Das ist ein endloser Kreislauf, der natürlich die Psyche stark belastet.

Wir fühlen uns selbst dann nicht mehr richtig. Wir wollen unseren Beitrag leisten, uns immer wieder beweisen und gehen dabei über die eigenen Kräfte. Auch das lässt die Symptome der PMDS neu aufblühen und wir schaden uns mehr, als wir aushalten können. Ich kenne keinen Arbeitgeber, der das lange mit ansieht. Geht es doch darum, dass wir effektiv und produktiv unsere Arbeit leisten. Wie oft bin ich krank zur Arbeit gegangen aus Angst, dass geredet wird. Wie oft hat das dazu geführt, dass ich meinen Job nicht richtig machen konnte. Wie viele Betroffene sind wirklich arbeitsunfähig, arbeitslos und kämpfen auch finanziell ums Überleben?

Diese systematische Ausgrenzung hat Ausmaße, die sich Nichtbetroffene nicht vorstellen können, und das ist ein gesellschaftliches Problem. Die Unsichtbarkeit der Erkrankung in unserem Land ist eine der größten Hemmschwellen für Betroffene. Kaum ein Arzt oder eine Ärztin kennt diese Erkrankung. Wieso sollten wir Beschäftigte uns dann erlauben, mit unserem Arbeitgeber über diese schambehaftete Erkrankung zu sprechen? Die Akzeptanz in unserem Land ist schon bei anderen chronischen Erkrankungen, wie zum Beispiel Depressionen, kaum vorhanden. Haben wir eine Kombination aus beispielsweise einer posttraumatischen Belastungsstörung und PMDS, gelten wir als nicht vermittelbar.

Tipps für das Berufsleben

Wenn man mit der PMDS gut leben und beruflich Kontinuität erreichen möchte, kann man sich über einen festen Tagesrhythmus einen stressfreieren Alltag erarbeiten. Das eigene Mindset, ausreichend Ruhephasen, Sport und eine gesunde Work-Life-Balance können helfen.

Ich weiß selbst, wie schwer es ist, die eigenen festgefahrenen Strukturen zu ändern. Die dauerhafte Erschöpfung lädt immer wieder zum Aufgeben ein. Aber ich führe mir vor Augen, dass am Ende nur ich selbst kleine Schritte gehen kann, um meinen Alltag besser zu bewältigen.

Wir suchen immer nach Antworten und fachlicher Hilfe, aber wenn wir ehrlich sind, können nur wir selbst unser Leben mit dieser Erkrankung dauerhaft lebenswerter machen und das spärliche Angebot an professioneller Unterstützung begleitend wahrnehmen.

Vielleicht gibt es auch Arbeitgeber oder Arbeitgeberinnen, mit denen man offen sprechen kann. Möglicherweise traut man sich nicht, obwohl es von großem Vorteil wäre. Hier sind viele Unsicherheiten vorhanden und keine Person verlangt eine Zusatzbehandlung oder Sonderstellung. Die meisten von uns sind Fachkräfte, die dem Markt nicht zur Verfügung stehen können, weil wir nicht jeden Tag 100% geben können. Aber wer kann das schon? Die Gesundheit von Menschen hat gesellschaftlich einen viel zu geringen Stellenwert. Dies zeigt uns auch die Corona-Pandemie ganz deutlich.

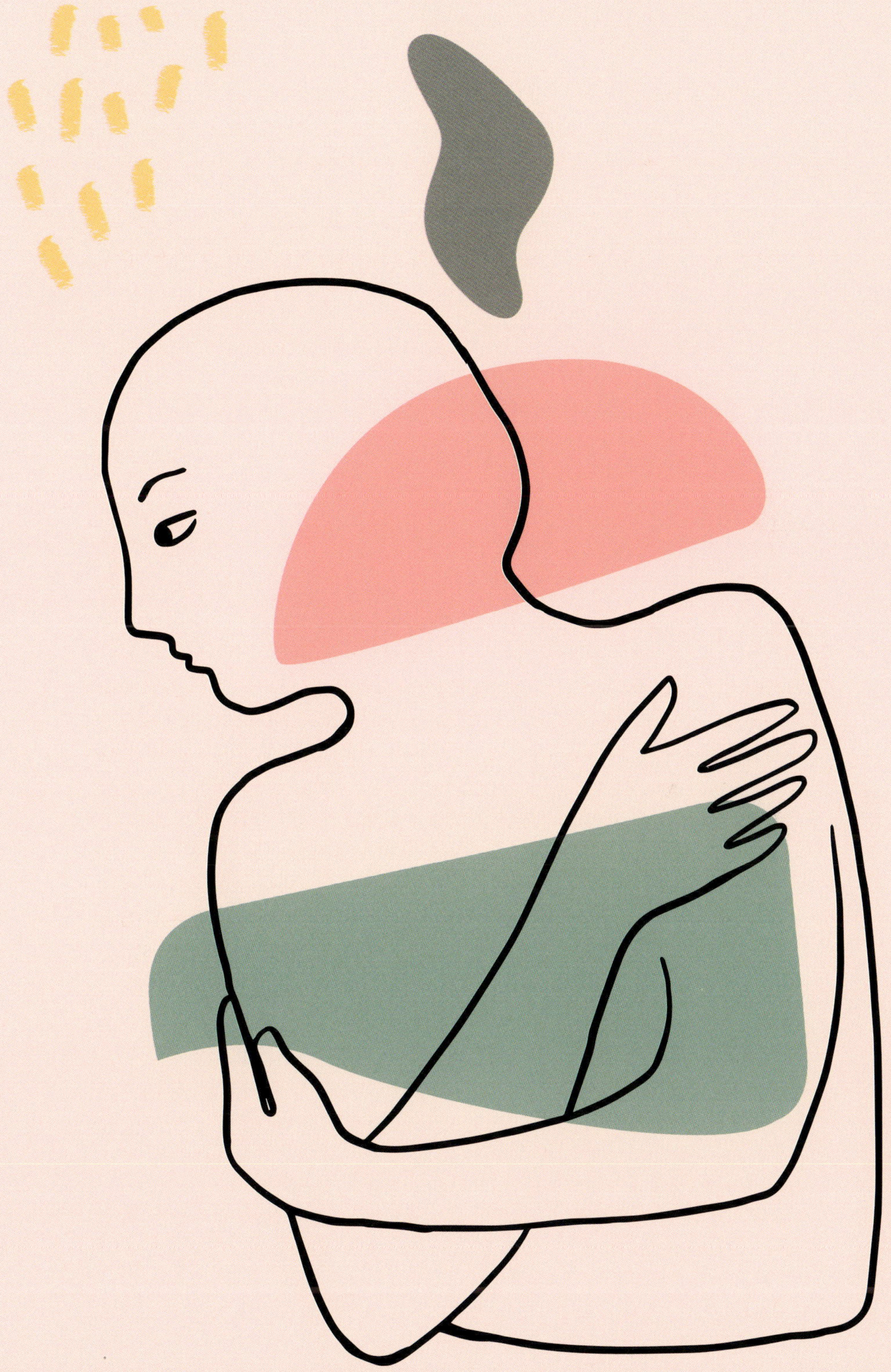

PMDS und das Mindset

Durch unsere innere Haltung beeinflussen wir unsere Psyche. Deshalb ist es hilfreich, den Fokus auf die positiven Dinge im Leben zu lenken. Das ist leichter gesagt als getan – aber auf jeden Fall einen Versuch wert.

Wer mich kennt, weiß, dass ich mich immer als pessimistischen Menschen gesehen habe. Ich habe mir jahrelang eingeredet, dass ich mit dieser Einstellung nicht mehr in ein Loch fallen kann, da ich sowieso immer das Schlimmste erwarte. Meine Lebensrealität war auch immer geprägt von Schicksalsschlägen und Unglücken. Wie sollte ich da auf einmal zur Optimistin werden? In den vergangenen Jahren habe ich gemerkt, dass ich mit dieser negativen Grundstimmung nicht weiterkomme und Symptome gegebenenfalls sogar verschlimmere. Und vor allem stellte ich mir die Frage, ob ich wirklich eine Pessimistin bin oder mich nur alte Glaubenssätze und Gewohnheiten diese Einstellung nie hinterfragen ließ.

Das theoretische Wissen ist gut, aber die praktische Umsetzung natürlich sehr schwer. Diese ganzen »Guru«-Sprüche »Du musst nur dies und das machen, dann wirst du wie von Zauberhand ein durch und durch positiver Mensch« hängen mir zum Hals heraus, und die sozialen Medien sind voll von toxischer Positivität. Ich beschäftigte mich trotzdem ausgiebig mit dem Thema Mindset, Stressreduktion und Entspannung.

Das Mindset beschreibt die Denkweisen, Überzeugungen und Verhaltensmuster beziehungsweise die innere Haltung von Menschen. »Die

PMDS ist ein Fluch und ich werde nie wieder gesund und glücklich« – das war viele Jahre lang meine Haltung. Indem ich aber über viele Jahre hinweg meine innere Haltung durch Annehmen und Akzeptanz in etwas Positives umwandelte, konnte ich mein Gehirn dauerhaft konditionieren, etwas als Chance und nicht als Fluch zu sehen. Konditionierung klappt nicht von jetzt auf gleich. Hierzu gibt es unzählige Techniken und Hilfestellungen.

Positive Affirmationen

Positive Affirmationen sind wertende Eigenschaften. Ich gehe morgens ins Bad, schaue mich im Spiegel an und sage mir: »Ich bin schön und stark und werde einen guten Tag haben.« Es gibt Hunderte von kurzen positiven Affirmationen, die man sich in seinem Zuhause aufhängen kann. Ich habe es lange probiert, und es hat mir nicht viel gebracht. Bei Recherchen habe ich auch herausgefunden, wieso. An der kanadischen University of Waterloo wurde festgestellt, dass sich Menschen mit niedrigem Selbstwertgefühl durch Affirmationen eher schaden statt etwas Gutes tun. Genau genommen ging es den Probanden schlechter als vorher. Bei Menschen mit hohem Selbstwert hingegen können Affirmationen das Wohlbefinden stärken, aber auch hier sah die Studie keine eklatanten Unterschiede.[46] Wie ihr seht, sind Affirmationen sehr individuell und auch spannend. Aber ich habe natürlich noch mehr probiert.

Brain Working Recursive Therapy®

Brain Working Recursive Therapy® (BWRT®) ist ein Modell der Psychologie und Psychotherapie, das von dem professionellen britischen Therapeuten Terence Watts entwickelt wurde. »Es ist eine absolut vertrauliche Methode, bei der Sie Ihrem Therapeuten keine privaten Informationen oder persönlichen Geheimnisse preisgeben müssen und die in einem völlig bewussten Zustand durchgeführt wird. Sie verwendet keine Hypnose oder irgendwelche mystischen Konzepte – sie ist völlig logisch, praktisch und bodenständig und erfordert nur, dass Sie wissen, was Sie in Ihrem Leben ändern möchten, damit es erfolgreich ist.«[47]

Ich fand einen Naturheilkundler in meiner Stadt, der BWRT® anbot, und machte einen Termin aus. Er erklärte mir, was BWRT® ist, machte ein ausführliches Anamnesegespräch und dann kam es zur ersten Sitzung. »BWRT® basiert auf der natürlichen Funktionsweise des Gehirns und verwendet genau die gleichen mentalen Prozesse, um Ihre Probleme zu lösen, die aktiv waren, um sie überhaupt zu verursachen. Obwohl es vielen Menschen nicht bewusst ist, beginnt unser Gehirn auf alle möglichen Dinge zu reagieren, bevor wir uns dessen bewusst sind.«[48]

Bei mir ging es um zwei wesentliche Themen, die ich angehen wollte, um meine Psyche positiv zu stärken. Die Sitzung war intensiv und ich glaube auch, dass sie langfristig etwas bewirkte. Was mich aber davon abhielt weiterzumachen, war der Preis, denn die Krankenkasse übernimmt nichts davon. Ich habe aus der Sitzung sehr viel mitgenommen und wende diese Erkenntnisse auch weiter an. BWRT® beinhaltet meist ein bis drei Sitzungen, und ich bin davon überzeugt, dass mir auch diese eine Sitzung schon weitergeholfen hat.

Ich weiß, dass sich Betroffene Heilung und Lösungen wünschen, und glaubt mir, genau das möchte ich auch. Ich möchte meine Erfahrungen teilen, auch wenn sie vielleicht nicht dazu führen, dass es mir danach langfristig viel besser geht. Das gehört aber zu meiner Reise in die Akzeptanz dazu. Ich liebe meine Erkrankungen nicht, aber sie haben mir in den letzten Jahren sehr viele Erkenntnisse und Chancen geschenkt.

Achte auf dich selbst

Ich habe gemerkt, dass ich auf mich selbst achten muss. Wenn ich eine Pause benötige, dann muss ich das kommunizieren und sie mir auch nehmen. Ich kann Dinge wie Yoga, Meditation, Kraftsport, Kunsttherapie, Joggen, Malen, Basteln und vieles mehr ausprobieren, aber in meinem Tempo. Spüre ich, dass mir irgendetwas davon nicht guttut, dann verabschiede ich mich davon. Keine Reue und keine Scham mehr. Was für die eine Person funktioniert, muss nicht bei mir funktionieren und das ist vollkommen in Ordnung. Kein Mensch kann uns verbieten, in unserem Tempo zu »heilen« oder Dinge auszuprobieren. Wir allein bestimmen diese Schritte, auch wenn die Außenwelt natürlich mit unserer Verfassung in Berührung kommt.

Was hilft konkret gegen die PMDS?

Wie schon erwähnt, sind wir alle verschieden – jeder und jedem tut etwas anderes gut. Ihr müsst es einfach ausprobieren. Hier ein paar Tipps, was mir guttut:

- An jedem Tag etwas Gutes zu sehen: sei es ein neues Rezept, das ich ausprobiert habe und das allen geschmeckt hat, oder dass ich die Kinder zum Lachen bringen konnte.
- Akupunktur, Akupressur und Kraftsport, um meine Balance zu halten und sowohl körperliche Symptome als auch Stimmungsstörungen besser zu verkraften.
- Ein funktionierender Nährstoffhaushalt und dass ich keine Mittel mehr auf gut Glück einnehme, Geld aus dem Fenster werfe und gegebenenfalls meinem Körper dadurch schade.
- Yoga, auch wenn ich es aus Zeitgründen zu selten mache. Es gibt tolle Yoga-Videos für Einsteiger und auch Profis. Ich schwöre auf Mady Morrison und auch auf die Workouts von Pamela Reif.
- Ein Notfallkoffer, der Dinge enthält, die mir guttun, zum Beispiel ein leckerer Snack, ein Badezusatz und auch ein Notizbuch. In dem steht, was mir im Notfall hilft, zum Beispiel die Erinnerung an einen Termin bei der Akupunktur, die drei guten Dinge, die ich jeden Tag mit meinen Kindern sammle, und Fotos von meinen Kindern. Bei mir ist der Notfallkoffer

ein kleiner Kinderkoffer, der in meinem Kleiderschrank verstaut ist.

- Eine Ernährungsumstellung, denn sie ist nicht nur gegen die PMDS hilfreich, sondern allgemein eine Verbesserung der Lebensqualität. Es fällt mir schwer, größtenteils auf Kuhmilch, industriellen Zucker und Gluten zu verzichten, aber mein Körper zeigt mir deutlich, wie viel Gutes ich ihm damit tue. Ich nasche aber trotzdem manchmal, denn ich muss nicht perfekt sein.
- Das Bewusstsein, dass ich gut bin so wie ich bin. Ich sehe jeden Tag als Chance, zu wachsen, aber ich muss nichts.
- Ein strukturierter Tagesablauf, er kann Wunder wirken. Aber natürlich verläuft nichts immer nach Plan, und das muss es auch nicht.
- 70 % der Betroffenen sagen zudem, dass ihnen die Einnahme von SSRI-Medikamenten in der Lutealphase sowohl gegen körperliche als auch psychische Symptome geholfen habe. Dazu gehören die Medikamente Fluoxetin, Sertralin, Paroxetin und Citalopram. Eine Zulassung für die PMDS ist aber nicht international gegeben.[49]

Alle Studien und Recherchen zeigen, dass nur die Wechseljahre zum Ausheilen der Erkrankung führen, und damit kann ich inzwischen gut leben. Eine operative Lösung wie eine Hysterektomie (Entfernung der Gebärmutter) ist für mich keine Lösung, aber es gibt Betroffene, die diese Operation gewählt haben. Alles, was zusätzlich Linderung bringt, ist für mich ein Plus an Lebensqualität.

All diese Erkenntnisse helfen mir sehr, mit mir ins Reine zu kommen. Jede Diät oder Veränderung des eigenen Lebens demotiviert die meisten mit der Zeit, da alles auf Verzicht ausgelegt ist. Aber auch hier habe ich gelernt, dass ich nicht verzichten muss, sondern ich kann durch Veränderung meinem Körper und auch meinem Geist etwas geben. Ich nehme mir nichts weg, sondern ich »schenke« mir etwas.

Die PMDS ist eine schwere Krankheit, aber auch eine Reise zu uns selbst. Wir wollen die PMDS nicht, aber sie ist da. Ein Kampf lässt uns auf der Strecke bleiben und genau das wäre der falsche Weg.

Ich führe mein Zyklustagebuch konsequent und sehr ausführlich, um meinen Körper nicht aus den Augen zu verlieren und reagieren zu können, falls sich etwas verändert. Das bringt mir die nötige Disziplin und auch Gewissheit. Ich werde nicht mehr jeden Monat von der PMDS überrascht, da ich sie vollends angenommen habe.

Ich habe es mir zur Aufgabe gemacht, mich stetig in diesem Bereich weiterzubilden und die gewonnenen Informationen auch weiterzugeben. Ich weiß, dass das nicht jeder Mensch leisten kann und auch nicht leisten muss.

Mir hilft Kommunikation mit den Menschen, die mir am wichtigsten sind. Ich bin offen und ehrlich, und ich gestatte mir, schwach zu sein. Schwäche ist nichts Negatives und dieses Weltbild muss sich ändern.

Sport

Etwas in meinem Leben fehlte viele Jahre lang und das war der regelmäßige Sport. Ich bin oft zu müde und auch mal faul. Für mich war Sport eine Tortur und nichts, was ich mit Spaß verbunden hätte. Auch hier arbeite ich immer mehr mit Plänen. Ich setze mir kleine Ziele: 15 Minuten täglich Sport – inzwischen bin ich bei 30 Minuten und merke, wie sehr er mir hilft. Ich kombiniere inzwischen Workouts, Yoga, Hullern und Seilspringen. Gerade auch durch Hashimoto muss ich Muskeln aufbauen, damit mein Körper und auch mein Geist gesund werden und bleiben.

Meine mentale Entwicklung hat dazu geführt, dass ich inzwischen gern Sport mache und ihn auch brauche. Ich kann fokussiert vor mich hin sporteln, verfange mich nicht in Gedanken, baue Stress ab und entspanne, obwohl es ein Kraftakt ist.

Akupressurmatte

Nach einem harten Tag und auch kurz vor und während der Menstruation hilft mir meine Akupressurmatte. Das ist eine Massagematte, die mit vielen kleinen Nadeln ausgestattet ist, die auf das Gewebe drücken und Knotenpunkte stimulieren. Viele nutzen sie gegen Rückenschmerzen, aber sie hilft auch gut bei der Durchblutung, lässt den Körper ruhen und entspannen. Auch bei Menstruationskrämpfen habe ich deutliche Verbesserungen verspürt. Zu den körperlichen Beschwerden während des Zyklus gehören oft auch Rückenschmerzen. Bei mir ist es der untere Bereich und diese Matte verschafft mir tatsächlich viel Linderung.

Akupunktur

Laut der Traditionellen Chinesischen Medizin (TCM) werden PMDS und auch PMS durch energetische Ungleichgewichte im Körper verstärkt. Meine Ärztin, die in Akupunktur und der Traditionellen Chinesischen Medizin ausgebildet ist, erklärte mir, dass man davon ausgeht, dass in der Leber und auch in den Nieren Veränderungen stattfinden. Wir probierten Akupunktur während meiner ersten Zyklushälfte aus und konzentrierten uns auf diese Punkte. Ich bin ein sehr skeptischer und kein gläubiger Mensch, aber die Akupunktur hilft mir tatsächlich sehr gut. So oft es finanziell und zeitlich geht, buche ich mir in dieser Zeit Akupunktursitzungen. Das Geld, das ich nicht mehr für sinnlose PMS-Produkte ausgebe, nutze ich lieber für die Dinge, die mir helfen.

Viele Wege führen zum Ziel

Ich bin fest davon überzeugt, dass ein stabiles Mindset, aber auch vieles andere hilft, die PMDS nicht zu bekämpfen, sondern mit ihr zu leben. Die einen hören dafür Podcasts, meditieren oder probieren Hypnose aus. Die anderen lieben Hunde und gehen reiten oder buchen sich einen Friseurtermin, um etwas für das eigene Wohlbefinden zu tun.

Natürlich heilt man keine Erkrankung mit diesen Mitteln, aber unsere Gehirnstruktur und -funktion sind verändert. Diese Veränderungen wurden vor allem im dorsolateralen präfrontalen Kortex festgestellt, der für die kognitiven, emotionalen und sozialen Funktionen zuständig ist.[50] Genau deshalb ist unser Wohlbefinden ein Schlüssel von vielen, um Linderung herbeizuführen.

Die Corona-Pandemie hat eines gezeigt: Wir brauchen andere Menschen, um unseren mentalen Zustand gesund zu halten. Wir brauchen Kommunikation, schöne Momente und Lichtblicke, um einen stabilen Alltag zu erleben. Das muss keine Party mit 80 Personen sein, eine Person kann schon ausreichen, um sich geliebt und angenommen zu fühlen.

Was wir allerdings nicht brauchen, sind Energiefresser. PMDS ist trotz allem unberechenbar und kann jeden Monat anders aussehen. Unser Gehirn und unsere Hormone sind sehr sensibel und reagieren auf jede Kleinigkeit. Wenn wir uns dann noch mit Themen oder Menschen befassen, die uns auslaugen, kann das nur zu einer Verschlechterung führen.

Es gibt weltweit viele Studien, die sämtliche Medikamente, Nährstoffe und Pflanzenpräparate prüfen und an PMDS-Patienten ausprobieren, um langfristig Hilfe anbieten zu können. Aber die Wahrheit ist, dass es kein Medikament gibt, das jedem betroffenen Menschen gleich gut hilft. Diese Erkrankung ist nicht vollständig erforscht und jeder Mensch muss individuell und ganzheitlich behandelt werden.

Ich als Betroffene kann und werde hier namentlich kaum Präparate oder Medikamente empfehlen, denn ich bin weder Ärztin noch Forscherin auf dem Gebiet. Die IAPMD Global ist die weltweit relevanteste Vereinigung, die sich diesem Thema auf einem sehr hohen professionellen Niveau widmet. Auch ich bin dort Mitglied und werde als Mentorin geführt. Wir sind eine große Gemeinschaft, auch wenn es in Deutschland kaum niederschwellige Informationsquellen gibt. Mir ist es wichtig, Impulse zu geben und zu zeigen, dass niemand von uns allein ist oder sein muss. Ich möchte meine über die Jahre zusammengetragenen Informationen an euch weitergeben, um euch vor gewissen Enttäuschungen zu bewahren und um der Unsichtbarkeit dieser Erkrankung in unserem Land ein Ende zu setzen.

Raus aus der Unsichtbarkeit

Zehn von zehn Menschen wissen nicht, wovon ich rede, wenn ich über die Erkrankung PMDS spreche. Ich erkläre und sehe oft Fragezeichen in den Gesichtern. Wenn ich den Begriff »prämenstruelles Syndrom« oder

»PMS« nenne, sehe ich hingegen einen Funken des Wissens, aber gleichzeitig bekomme ich das Gefühl, zu übertreiben. Ich musste das Thema erst öffentlich machen, um Menschen zu finden, die genau wissen, wovon ich spreche und denen es ganz genauso geht wie mir. Ich musste mich wildfremden Menschen öffnen, um Akzeptanz und Verständnis zu erhalten.

Wenn ich überlege, wie schwerwiegend diese Erkrankung ist und wie sehr sie unseren Alltag beeinflusst, macht mich das traurig, dass wir gefühlt so allein sind. Unsichtbare Krankheiten – und so fühlt sich die PMDS an –, sind schwer zu greifen und viele der Symptome werden als normal abgetan. Wir müssen uns immer wieder rechtfertigen, und das macht sehr einsam. Wie oft habe ich an mir selbst gezweifelt und mir eingeredet, dass es doch gar nicht so schlimm sei, wenn es doch niemanden in meinem Umfeld betrifft. Wie oft redete ich mir ein, dass ich mir das einbilde oder total übertreibe. Die PMDS kann Leben zerstören und zu weiteren Problemen führen, die über die vielen Symptome hinausgehen. Die PMDS kann zu Suizid führen. Studien haben ergeben, dass Frauen mit PMS oder PMDS ein 7-mal höheres Risiko für Suizidgedanken und Suizidversuche haben.[51]

Am Ende des Tages einer schlimmen Phase gehen wir unausgeglichen ins Bett, weil wir nicht wissen, wie es am nächsten Tag weitergeht. Ist die Phase vorbei, weil der Zykluskalender es prophezeit? Oder stecken wir noch mittendrin, weil unsere Hormone sich nicht an den Kalender halten? Wir wissen es nie, und diese Ungewissheit und Dysbalance macht unser Leben zu einer wilden Achterbahnfahrt, die gefühlt nie zu Ende ist. Wir kommen nicht zum Stillstand und harren gleichzeitig in einem Raum-Zeit-Kontinuum aus. Diese Krankheit bringt nicht nur unser Leben durcheinander, sondern das Leben aller Menschen, die mit uns in Verbindung stehen.

Niemand muss allein sein

Es ist wichtig, Anlaufstellen zu haben. Wir können uns gegenseitig über diese schweren Tage helfen, denn niemand anderes kann es tun. Melanie, Laura, Marlies und viele weitere Betroffene, die ich seit Jahren begleite, an die Hand nehme und berate, zeigen mir, wie wichtig es ist, mit dieser Erkrankung nicht allein zu sein. Vor allem haben sie mich ermutigt, meine jahrelangen Erfahrungen mit dieser Krankheit für etwas Positives zu nutzen.

Im Mai 2020 eröffnete ich für diejenigen, die ich bereits in vielen Gesprächen begleitet habe, ein Forum via WhatsApp. Wir sind eine ganze fantastische Gruppe von Männern und Frauen, die sich gegenseitig helfen und stützen. Außerdem haben wir auch eine Online-Selbsthilfegruppe, bei der uns auch Fachmenschen zu den unterschiedlichsten Themen unterstützen.

Die PMDS hat mir viele Menschen geschickt, die mit mir mitleiden und genau wissen, wann und warum es mir so schlecht geht. Es ist unsere Art der Therapie, die wir nirgends sonst bekommen.

PMDS Selbsthilfe e. V.

Da wir so viele sind und uns aber so unsichtbar fühlen, haben wir entschieden, dass wir einen Verein gründen. Der PMDS Selbsthilfe e. V. gibt uns Sichtbarkeit und bietet vielen Menschen, die auf der Suche nach Antworten sind, hoffentlich einen offiziellen Rahmen und einen Platz. Es ist ein Label, das wir uns auferlegen, aber wir sehen das nicht als negativ an. Behinderungen und Krankheiten, besonders die unsichtbaren, sind keine Schande oder ein Problem, das man verbergen muss.

Wir können über den Verein auch als juristische Person fungieren, jährliche Live-Treffen anbieten und hoffentlich mit vielen Fachmenschen zusammenarbeiten, um Deutschland in diesem Bereich endlich voranzubringen.[52]

»Die PMS/PMDS Mentorin«

Inzwischen berate ich auch als »Die PMS/PMDS Mentorin« viele Menschen, begleite sie auf ihrer Reise und helfe ihnen in ihrem schwierigen Alltag. Viele von ihnen wissen nichts und stehen ganz am Anfang.

Ich reiche ihnen meine Hand und gemeinsam versuchen wir, Lösungen zu finden.[53]

Ich ersetze und mache keine Behandlung und bin auch keine Ärztin, aber eine wärmende und helfende Stütze auf diesem steinigen Weg. Wir sprechen viel, denn wir Betroffenen sind sehr oft allein mit uns und unseren Beschwerden. Partner und Partnerinnen ziehen sich häufig zurück, da diese Erkrankung so schwer zu bewältigen ist. Die allgemeinen sozialen Kontakte und auch die Beziehung zu den eigenen Kindern verändert sich durch die PMDS.

Wie oft habe ich Gespräche mit Bekannten oder Freunden und sie werden ganz still bei diesem Thema. Warum? Ich bin schwer krank, es geht um Hormone und die Menstruation, die oftmals unser Rettungsanker ist. Dieses Tabu, dass Menschen darüber nicht reden, muss gebrochen werden. Wir werden in eine stille enge Ecke gedrängt und sollen vereinsamt mit unseren Wehwehchen zurechtkommen. Aber diese Erkrankungen machen unser Leben ab und zu zu einem nicht lebenswerten Leben.

Wir haben es verdient, ein gutes und gesundes Leben zu führen wie viele andere Menschen auch. Wenn ich mir ein Bein breche, dann gehe ich zum Arzt, bekomme eine Röntgenaufnahme, eine Diagnose, einen Gips und später eine Nachsorge. Aber Menschen mit PMDS werden von A nach B geschickt, oftmals völlig falsch behandelt, missverstanden und wieder nach Hause geschickt.

Dieser Umgang mit uns ist ein schwieriges zusätzliches Problem. Unser Verein soll uns helfen, uns eine sehr bestimmende, wohlklingende Stimme zu geben und die Ärztinnen und Ärzte aufzurütteln, ihren Job zu tun. Nicht wir sind die Ärzte, sondern wir sind Betroffene, aber wir werden selten behandelt. Die Internetadressen findet ihr hinten im Buch (Seite 126).

Schlusswort

Ich wäre damals froh gewesen, andere Betroffene kennenzulernen und Hilfe in Form eines Buches auf meinem Nachttischchen liegen zu haben, das mir immer wieder zeigt: Ich bin nicht allein. Ich bilde mir all das nicht ein und da sind viele Menschen, die mit mir auf unbekannte Art und Weise verbunden sind. Das hätte mir Trost gespendet. Ich hoffe, euch spendet es auch etwas Trost und gibt Sichtbarkeit.

Diese Tabuisierung muss ein Ende haben. Unsichtbare Krankheiten wie die PMDS sollen präsent sein, und das in allen Lebensbereichen. Betroffene benötigen Unterstützung und keine sexistischen Witze darüber. Im Durchschnitt dauert es 12 Jahre, bis ein betroffener Mensch eine PMDS-Diagnose bekommt, und das ist fatal. Wir fordern eine bessere Forschung auf dem Gebiet und wir fordern auch eine finanzielle Unterstützung seitens der Krankenkassen.

Ihr dürft euch zeigen und mitteilen. Ihr müsst nicht allein damit leben. Wir sind wunderschöne Menschen, egal an welcher Erkrankung wir leiden, und wir werden uns Aufmerksamkeit erkämpfen.

Kaum jemand möchte sich zeigen, die Scham ist so groß und das, obwohl wir uns überhaupt nicht schämen müssten. Die Gesellschaft hat die Hormon-Brust-Uterus-Gesundheit so tabuisiert, dass wir oftmals einfach sagen: »Ja, ich habe meine Tage.« Wir relativieren damit unsere schwere Erkrankung, aber nur deshalb, weil wir nicht ernst und wahrgenommen werden. Wir passen uns an, um nicht noch mehr anzuecken, und das nur, weil wir normal behandelt werden wollen, wie jeder Mensch.

An PMDS zu leiden, bedeutet nicht nur Leid. Es ist eine Beziehung. Man wächst aneinander.

Liebes anderes Ich,

so viele Jahre warst du mein ärgster Feind. Ich hatte immer das Gefühl, dass es dich und mich gibt. Heute bin ich weiter. Du bist ich und ich bin du, aber wir leben in einer Co-Existenz, die nicht mehr auf Kampf ausgelegt ist. Ich gebe zu, ich mag dich absolut nicht, aber was soll ich denn machen? Du wirst mich noch sehr lange begleiten und deshalb passe ich lieber gut auf uns auf, anstatt dich auslöschen zu wollen. Dein Feuer wird immer da sein, aber weniger gefährlich für mich. Ich weiß, dass dir das nicht passt. Jahrelang hattest du fast unkontrollierte Macht über mich, und jetzt leben wir in einer Symbiose. Mir ist es so viel lieber. Du kannst nicht mehr unendlich dein Unwesen treiben. Wir müssen uns absprechen. Es herrscht zwar keine Gleichberechtigung zwischen uns, aber Macht spielt für mich keine Rolle mehr. Ich lebe mit dir und du mit mir. Manchmal bist du präsenter, aber immer öfter auch ich. Damit kann ich weitermachen!

Danksagung

Niemals hätte ich gedacht, dass ich einmal ein Buch über eine Krankheit und meinen Weg mit ihr schreibe. Claudia, von Herzen Danke. Du hast mir immer meine eigenen Stärken vor Augen geführt, bist für mich da und hast mich gepusht, meine Träume zu verfolgen. Danke Kathleen, dass du meine Idee vorangebracht und mein Buch in deine Hände genommen hast. Danke liebe Natalie und Inke, dass ihr mir Kontakte und Mut gegeben habt, mein Buch einzureichen. Ich danke der PMDS, denn sie hat mir wundervolle Menschen in mein Leben gebracht, die diesen Weg mit mir gehen. Ich danke meinen Leserinnen und Lesern für ihre Treue, Anteilnahme und die tolle Kommunikation, die wir haben. Am meisten möchte ich aber meinem Mann und meinen Kindern danken. Sie geben mir immer den Raum und die Zeit, um mich zu verwirklichen. Sie schenken mir ihre Liebe und die Kraft, niemals aufzugeben.

Quellenangaben

Zitate aus englischsprachigen Quellen wurden von der Autorin übersetzt. Alle Websites wurden im Zeitraum 1.3. bis 28.4.2022 bzw. am 25.05.2022 aufgerufen.

1 Wichtige Quellen sind für mich NAPS (www.pms.org.uk) und IAPMD (iapmd.org)

2 International Association for Premenstrual Disorders. What is PMDD? Im Internet: iapmd.org/about-pmdd Zugriff am: 25.05.2022

3 Die ICD-Klassifizierung ist ein internationales Kodierungssystem von Krankheiten und wird derzeit jährlich angepasst. www.bfarm.de/DE/Kodiersysteme/Klassifikationen/ICD/ICD-10-GM/_node.html Zugriff am: 25.05.2022

4 Asarina Pharma. Prämenstruelle Dysphorie, in der neuen Internationalen Klassifikation der Krankheiten ICD-11 der WHO anerkannt (24.06.2019). Im Internet: news.cision.com/de/asarina-pharma/r/praemenstruelle-dysphorie-in-der-neuen-internationalen-klassifikation-der-krankheiten-icd-11-der-who,c2847804 Zugriff am: 25.05.2022

5 International Association for Premenstrual Disorders. What is PME? Im Internet: iapmd.org/pmdd-v-pme Zugriff am: 25.05.2022

6 MGH Center for Women's Mental Health. The Etiology of Premenstrual Dysphoric Disorder: 5 Interwoven Pieces (12.09.2017). Im Internet: womensmentalhealth.org/posts/etiology-premenstrual-dysphoric-disorder Zugriff am: 25.05.2022

7 Bundesinstitut für Risikobewertung. Höchstmengen für Vitamine und Mineralstoffe in Nahrungsergänzungsmitteln (09.01.2018). Im Internet: www.bfr.bund.de/de/presseinformation/2018/01/hoechstmengen_fuer_vitamine_und_mineralstoffe_in_nahrungsergaenzungsmitteln-203269.html Zugriff am: 25.05.2022

8 Scheffer S. Das Syndrom der polycystischen Ovarien – Bedeutung zweier genetischer Polymorphismen in den Genen LHβ und CYP11 A. Im Internet: archiv.ub.uni-heidelberg.de/volltextserver/4510/1/Promotion_Sabine_Scheffer_Zusammenfassung.pdf Zugriff am: 25.05.2022

9 Limbach Gruppe. Metformin-Therapie bei PCO-Syndrom. Im Internet: www.limbachgruppe.com/fileadmin/downloads/Patientenflyer/GutInformiert/Metformin.pdf Zugriff am: 25.05.2022
10 Gärtner E. Metformin ist keine Wunderdroge (27.12.2019). European Scientist. Im Internet: www.europeanscientist.com/de/gesundheit/metformin-ist-keine-keine-wunderdroge Zugriff am: 25.05.2022
11 Shechter A, Lespérance P et al. Pilotuntersuchung des zirkadianen Plasma-Melatonin-Rhythmus über den Menstruationszyklus in einer kleinen Gruppe von Frauen mit prämenstrueller Dysphorie. PLoS ONE 7(12): e51929. DOI: 10.1371/journal.pone.0051929
12 Deutsche Restless Legs Vereinigung. Im Internet: www.restless-legs.org
13 Wolf D. Hilfreiche Tipps: Ein PMDS Zyklus Tagebuch. Im Internet: die-pms-pmds-mentorin.de/hilfreiche-tipps-ein-pmds-zyklus-tagebuch Zugriff am: 25.05.2022
14 Bäckström T et al. Paradoxe Wirkungen von GABA-A-Modulatoren können bei manchen Personen durch Sexualsteroide induzierte negative Stimmungssymptome erklären. In: Neuroscience, 191 (2011), S. 46–54
15 Bäckström T, Ekberg K, Hirschberg AL et al. A randomized, double-blind study on efficacy and safety of sepranolone in premenstrual dysphoric disorder. Psychoneuroendocrinology, Volume 133, 2021, 105426, DOI: 10.1016/j.psyneuen.2021.105426
16 Brauser D. Progesteron, Angst beeinflussen die prämenstruelle dysphorische Störung (18.10.2013). Im Internet: www.medscape.com/viewarticle/812792 Zugriff am: 25.05.2022
17 Magos AL, Studd JWW. Management of the premenstrual syndrome. A Modern Approach to the Perimenopausal Years, edited by Robert B. Greenblatt and Renate Heithecker, Berlin, Boston: De Gruyter, 2019, pp. 221–232. DOI: 10.1515/9783110859362-024
18 Robert B, Greenblatt, Teran AZ et al. Premenstrual syndrome: What it is and what it is not. Stress & Health, 1987, 3, 3: 193–198. DOI: 10.1002/smi.2460030308
19 Alder J, Urech C. Psychotherapie in der Frauenheilkunde. Göttingen: Hogrefe; 2014.

20 Kalra B, Kalra S, Sharma JB. The inositols and polycystic ovary syndrome. Indian J Endocrinol Metab. 2016; 20(5): 720–724. DOI: 10.4103/2230-8210.189231

21 Bionity. Naturheilkunde. Im Internet: www.bionity.com/de/lexikon/Naturheilkunde.html Zugriff am: 25.05.2022

22 Mierau S. Mutter. Sein. Weinheim: Beltz; 2020, Seite 127

23 Hameister Y, Koch S. Happy Hashimoto. Ein praktischer Leitfaden für ein Leben mit der Krankheit. Mvg 2019, S. 53–54

24 Todd N. Östrogen und weibliche Emotionen (01.01.2008)
Hoffman M. Estrogen and Women's Emotions. Im Internet: www.webmd.com/women/guide/estrogen-and-womens-emotions Zugriff am: 25.05.2022
Pearlstein T, Steiner M. Prämenstruelle Dysphorie: Krankheitslast und Behandlungsaktualisierung (01.07.2008).

25 Gnirss-Bormet R. Libidostörungen. Diagnostische Abklärung und Behandlung. In: Psychotherapeut 2004: 5; S. 341

26 Gynäkologische Privatpraxis Ströhlein.Pflanz. Libidoverlust bei Frauen – Was tun, wenn die Lust verloren geht? (14.01.2021). Im Internet: www.frauenaerztinnen-oberkassel.de/libidoverlust-bei-frauen-was-tun-wenn-die-lust-verloren-geht Zugriff am 25.05.2022

27 Diagnostic and Statistical Manual of Mental Disorders (DSM-5). American Psychiatric Publishing, 22.05.2013

28 Naumann G, Skala C, Albrich S et al. Was ist HSDD (Hypoactive Sexual Desire Disorder, Störung mit vermindertem sexuellen Verlangen)? Geburtshilfe und Frauenheilkunde 2010; 70(09): 701–706. DOI: 10.1055/s-0030-1250278

29 Nahrungsergänzungsmittelverordnung – NemV. Im Internet: NemV.pdf (www.gesetze-im-internet.de)

30 Quarks. Nahrungsergänzungsmittel – Alles, was wir wissen sollten (31.08.2020). Im Internet: www.quarks.de/gesundheit/ernaehrung/nahrungsergaenzungsmittel-was-wir-darueber-wissen-sollten Zugriff am: 25.05.2022

31 International Association for Premenstrual Disorders. Evidence-Based Management of Premenstrual Disorders (PMDs). Im Internet: iapmd.org/treatment-guidelines Zugriff am 25.05.2022

32 International Association for Premenstrual Disorders. Treatment Options. Im Internet: iapmd.org/treatment-options Zugriff am: 25.05.2022
33 MGH Center for Women's Mental Health. The Etiology of Premenstrual Dysphoric Disorder: 5 Interwoven Pieces (12.09.2017). Im Internet: womensmentalhealth.org/posts/etiology-premenstrual-dysphoric-disorder Zugriff am: 25.05.2022
34 Marr J, Heinemann K, Kunz M et al. Ethinyl estradiol 20 µg/drospirenone 3 mg 24/4 oral contraceptive for the treatment of functional impairment in women with premenstrual dysphoric disorder. Int J Gynaecol Obstet. 2020, 113:103–107. DOI: 10.1016/j.ijgo.2010.10.029
35 Halbreich U, Freeman EW, Rapkin AJ et al. Continuous oral levonorgestrel/ethinyl estradiol for treating premenstrual dysphoric disorder. Contraception 2021, 85:19–27. DOI: 10.1016/j.contraception.2011.05.008
36 National Institutes of Health. Sex hormone-sensitive gene complex linked to premenstrual mood disorder (03.01.2017). Im Internet: medicalxpress.com/news/2017-01-sex-hormone-sensitive-gene-complex-linked.html Zugriff am: 25.05.2022
37 Graf D, Seide K. Das gewünschteste Wunschkind aller Zeiten treibt mich in den Wahnsinn. Der entspannte Weg durch Trotzphasen. Weinheim: Beltz; 2018
38 Borghoff, K. Webseite. Im Internet: kathrin-borghoff.de Zugriff am 25.05.2022
39 Zartbesaitet. HSP Test. Im Internet: www.zartbesaitet.net/survey/site.php?a=su_onepage&su_id=1 Zugriff am: 25.05.2022
40 Steward R, Crane L, Mairi Roy E et al. Life is Much More Difficult to Manage During Periods: Autistic Experiences of Menstruation. J Autism Dev Disord. 2018;48(12):4287–4292. DOI: 10.1007/s10803-018-3664-0
41 Obaydi H, Puri B. Prevalence of Premenstrual Syndrome in Autism: A Prospective Observer-rated Study. Journal of International Medical Research. March 2008:268–272. DOI: 10.1177/147323000803600208
42 Engel J. Der »unaufmerksame« Typus erschwert die Diagnose. In: DNP – Der Neurologe & Psychiater 2018; 19, S. 20–24

43 Dorani F, Bijlenga, D et al. Prävalenz von hormonbedingten affektiven Störungssymptomen bei Frauen mit ADHS. J Psychiatr Res. DOI: 10.1016/j.jpsychires.2020.12.005
44 McCarthy LF. Women, Hormones, and ADHD (31.03.2022). Im Internet: www.additudemag.com/women-hormones-and-adhd Zugriff am: 25.05.2022
45 Solden S. Female ADHD Test: Symptoms in Women and Girls (09.05.2022). Im Internet: www.additudemag.com/self-test-adhd-symptoms-women-girls Zugriff am: 25.05.2022
46 Wood JV, Perunovic WQ, Lee JW. Positive self-statements: power for some, peril for others. Psychol Sci. 2009 Jul; 20(7): 860–6. DOI: 10.1111/j.1467-9280.2009.02370.x
47 BWRT Professionals. What is BWRT? Im Internet: www.bwrt-professionals.com/pages/what-is-bwrt Zugriff am: 25.05.2022
48 BWRT Professionals. What is BWRT? Im Internet: www.bwrt-professionals.com/pages/what-is-bwrt Zugriff am: 25.05.2022
49 Rapkin AJ, Lewis EI. Treatment of Premenstrual Dysphoric Disorder. Women's Health. November 2013: 537–556. DOI: 10.2217/WHE.13.62
50 Baller EB, Wie SM, Kohn PD. Anomalien der dorsolateralen präfrontalen Funktion bei Frauen mit prämenstrueller Dysphorie: eine multimodale Neuroimaging-Studie. Bin. J. Psychiatry 2021, 170(3): S. 305–314
51 Prasad D, Wollenhaupt-Aguiar B, Kidd KN et al. Suicidal Risk in Women with Premenstrual Syndrome and Premenstrual Dysphoric Disorder: A Systematic Review and Meta-Analysis. Journal of Women's Health. Dec 2021: 1693–1707. DOI: 10.1089/jwh.2021.0185
52 PMDS Prämenstruelle Dysphorische Störung Selbsthilfe e. V. Im Internet: pmds-selbsthilfe-ev.de
53 Wolf D. Die PMS/PMDS Mentorin. Im Internet: die-pms-pmds-mento rin.de

Stichwortverzeichnis

Empfehlungen von Dani Wolf

Alle Internetseiten wurden am 28.4.2022 aufgerufen.

Hilfreiche Internetadressen:

PMDS Selbsthilfe e. V.: pmds-selbsthilfe-ev.de

PMS/PMDS Mentorin: die-pms-pmds-mentorin.de, instagram.com/pmds_mentorin

IAPMD Global: iapmd.org, instagram.com/iapmdglobal

NAPS: pms.org.uk

Asarina Pharma: asarinapharma.com/sepranolone

Hochsensibilität: kathrin-borghoff.de

ADHS-Test für Frauen: additudemag.com/self-test-adhd-symptoms-women-girls

PMDS-Hilfe: pmds-hilfe.de

Bibliografische Information der Deutschen Nationalbibliothek
Die Deutsche Nationalbibliothek verzeichnet diese Publikation in der Deutschen Nationalbibliografie; detaillierte bibliografische Daten sind im Internet über dnb.d-nb.de abrufbar.

Programmplanung: Kathleen Rother, Celestina Filbrandt
Projektmanagement: Sabine Ilg
Redaktion: Ursula Brunn-Steiner, Vaihingen/Enz
Bildredaktion: Christoph Frick

Umschlaggestaltung: © Thieme
Layout: CYCLUS · Visuelle Kommunikation, Stuttgart

Bildnachweis:
Umschlagmotiv: © zaie/stock.adobe.com
Autorinnenfoto: Sternenregen Photographie – Michelle Kathrin Weber
Zeichnungen: Susi Schaaf, Bellheim (S. 8, 18, 29, 62, 84, 105 unter Verwendung von © Pattern Trends/ stock.adobe.com)

1. Auflage 2023

TRIAS Verlag in Georg Thieme Verlag KG
Rüdigerstraße 14, 70469 Stuttgart, Germany
www.trias-verlag.de

Printed in Germany

Satz und Repro: Fotosatz Buck, Kumhausen
Druck: AZ Druck und Datentechnik, Kempten

Gedruckt auf chlorfrei gebleichtem Papier

ISBN 978-3-432-11670-9 1 2 3 4 5 6

Auch erhältlich als E-Book:
eISBN (ePub) 978-3-432-11671-6

Rundum
fit & entspannt

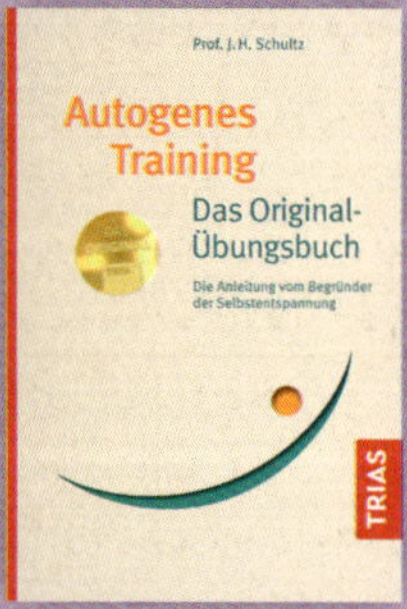

J.H. Schultz
Autogenes Training – Das Original-Übungsbuch

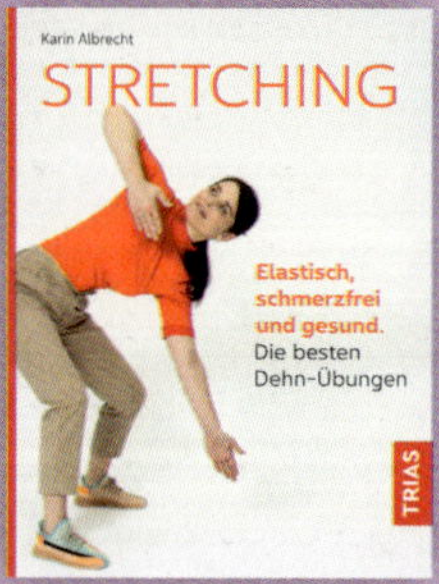

Karin Albrecht
Stretching

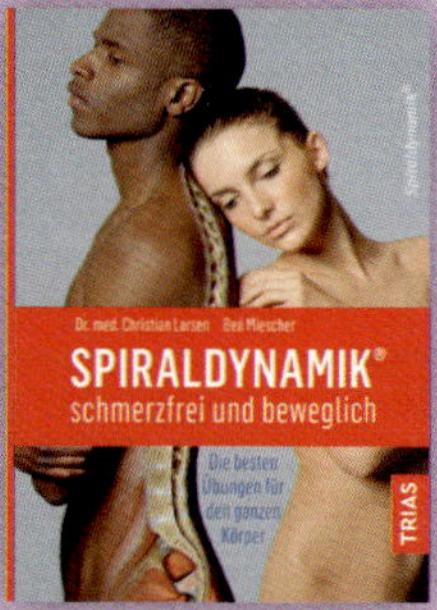

Christian Larsen, Bea Miescher
Spiraldynamik – schmerzfrei und beweglich

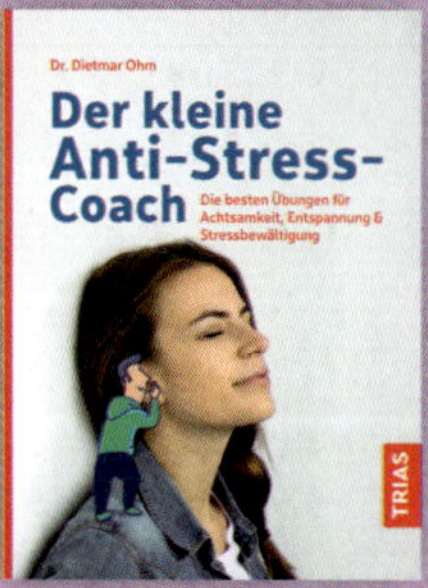

Dietmar Ohm
Der kleine Anti-Stress-Coach

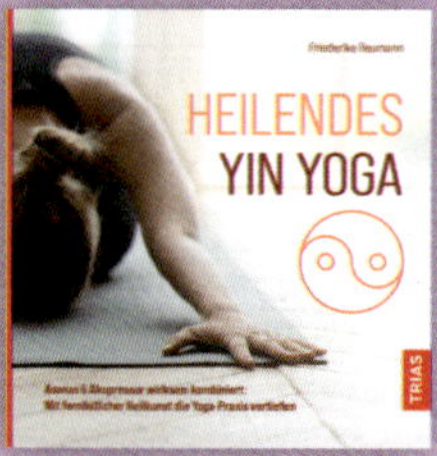

Friederike Reumann
Heilendes Yin Yoga

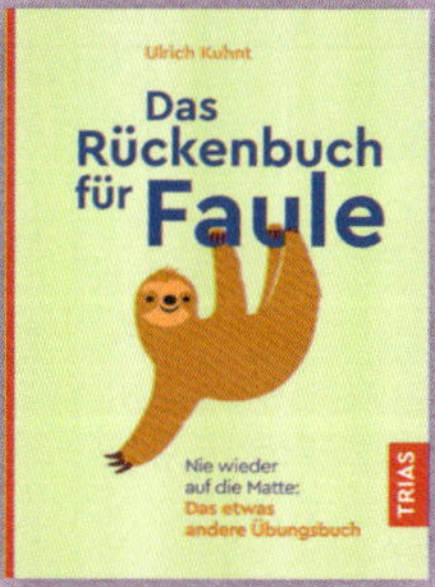

Ulrich Kuhnt
Das Rückenbuch für Faule

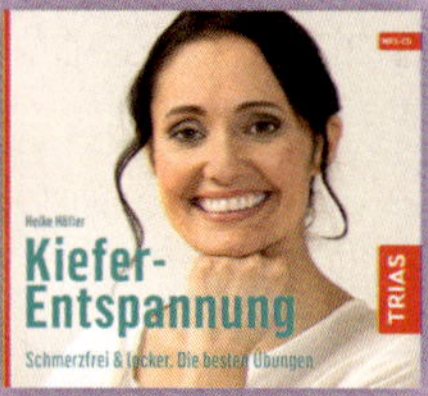

Heike Höfler, Sophia Baron
Kiefer-Entspannung

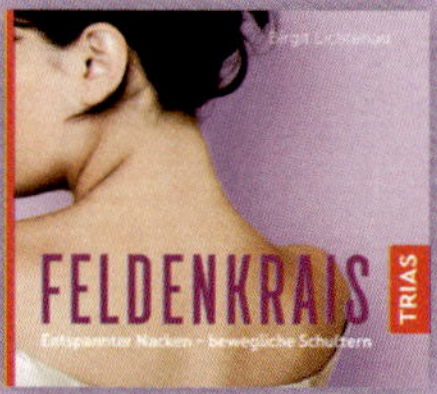

Birgit Lichtenau
Feldenkrais: Entspannter Nacken – bewegliche Schultern (Hörbuch)

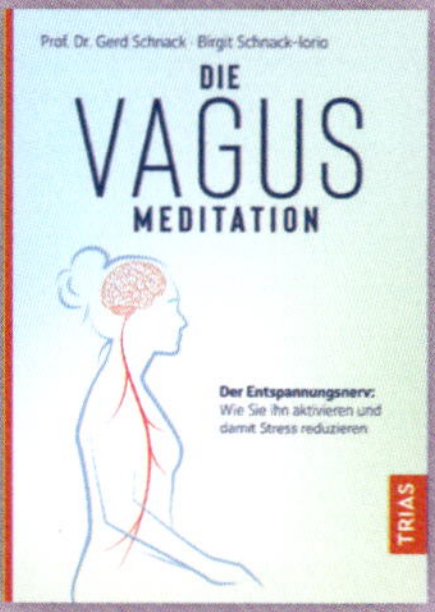

Gerd Schnack, Birgit Schnack-Iorio
Vagus-Meditation

Auch erhältlich als E-Book!

Mehr Bücher finden Sie hier:
www.trias-verlag.de

TRIAS